陶笛与音乐治疗

周舒兴 ◎ 著

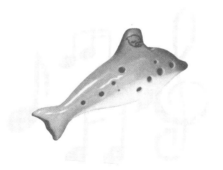

U0194185

江苏人民出版社

图书在版编目(CIP)数据

陶笛与音乐治疗 / 周舒兴著. —南京：江苏人民
出版社，2024.1

ISBN 978-7-214-28389-4

Ⅰ.①陶…　Ⅱ.①周…　Ⅲ.①音乐疗法-研究　Ⅳ.
①R454.3

中国国家版本馆 CIP 数据核字(2023)第 183438 号

书　　　名	陶笛与音乐治疗
著　　　者	周舒兴
责 任 编 辑	洪　扬
装 帧 设 计	刘　超
责 任 监 制	王　娟
出 版 发 行	江苏人民出版社
地　　　址	南京市湖南路 1 号 A 楼，邮编：210009
照　　　排	南京紫藤制版印务中心
印　　　刷	江苏凤凰新华印务集团有限公司
开　　　本	880 毫米×1230 毫米　1/32
印　　　张	10　　插页　4
字　　　数	210 千字
版　　　次	2024 年 1 月第 1 版
印　　　次	2024 年 1 月第 1 次印刷
标 准 书 号	ISBN 978-7-214-28389-4
定　　　价	68.00 元

(江苏人民出版社图书凡印装错误可向承印厂调换)

目　录

第一篇　实用心理学基础

第二篇　人的心理特点及应对措施

第三篇　音乐及音乐心理疗法

第四篇　音乐心理治疗

第五篇　鼓圈在音乐治疗中的作用

第六篇　神奇的陶笛与音乐治疗

前　言

　　人类早在数千年前的原始社会中就开始用音乐治疗某些疾病。中国古代圣贤与古希腊哲人都有过关于音乐治疗的论述。我国最早的医学典籍《黄帝内经》就认为五音(宫、商、角、徵、羽)归属五行(木、火、土、金、水),并与五志(即5种基本情绪,怒、喜、思、忧、恐)相联系,具有调节五脏(肝、心、脾、肺、肾)的功能。古希腊人认为音乐对情绪和躯体健康具有特殊价值。毕达哥拉斯就指出"音乐能治疗疾病",柏拉图则把音乐描述为"心灵的药物",亚里士多德指出音乐有宣泄情绪的作用。文艺复兴时期,音乐不仅被用来治疗抑郁、绝望和疯狂,而且医生把音乐作为预防性"药物"来使用,还把特定音乐作为调节情绪的有力工具。

　　音乐治疗,也称音乐疗法,是指通过音乐进行的心理治疗,属于应用心理学范畴。音乐治疗是一个系统的干预过程,在这个过程中,治疗师运用各种形式的音乐行为、音乐体验以及作为治疗动力的治疗关系,来帮助治疗对象达到健康的目的。音乐治疗是一门融医学、理论心理学、临床心理学、康复学、音乐学为一体的交叉边缘学科。

　　音乐治疗作为一门独立学科兴起于20世纪40年代。1950

年,美国首先成立了国家音乐治疗学会。1974 年,世界音乐治疗联合会在美国成立。据世界音乐治疗联合会统计,世界上至少有45 个国家开展了音乐治疗,150 所以上的大学开设了音乐治疗教育专业。在短短半个多世纪中,这一新兴学科得到迅速发展,在欧美发达国家音乐治疗已初步成为一种社会职业,仅美国就有4000 多名注册音乐治疗师在各种医疗部门工作。从世界范围来讲,音乐治疗主要成就在于治疗方法的创新和取得的疗效。20 世纪 80 年代,音乐治疗被引入中国,1989 年中国音乐治疗学会正式成立,从此音乐治疗在中国迅速发展并已运用于临床实践。

随着科学技术的发展和医疗卫生条件的改善,许多传染病得到控制。近三十年来疾病谱中,传染病从第一位退居到第七位,而一些与心理社会因素有关的疾病,如心血管病、脑血管病、癌症上升为发病率和病死率极高的几大疾病,这与现代社会竞争激烈、人们心理压力大等因素有关。由于心理因素致病的患者,如果心理因素不解除,只靠单纯服药则不能从根本上治愈,所以心理治疗就成为一种重要方法,越来越为人们所重视。医生认识到他们所诊治的对象,不仅仅是一个有血有肉、有健康肌体的生物人,而且更是一个有思想、有感情、有复杂心理的社会人,病人的认识态度、情感以及生活行为方式都影响着他们疾病的过程。

过去只有精神科的医生在治疗精神病人的时候,感到心理治疗的重要性和必要性。现在内、外、妇、儿、五官等临床各科医生都逐渐认识到心理治疗的重要性。因为现在许多疾病都被认为属于"心身疾病"的范畴,像高血压、冠心病、支气管哮喘、消化道溃疡病、糖尿病、甲状腺机能亢进、神经性皮炎、青光眼等都是表现有明显心理症状的一类躯体疾病。因此对病人进行心理治疗也逐渐成为不可缺少的治疗手段,而音乐治疗正是心理治疗的一个重要组成部分。音乐治疗的迅速发展反映了当今世界医学模式正在发生的一个根本性变化,即由单一的"生物医学模式"向"生物—心理—社会医学模式"转化。

音乐治疗是侧重应用性的学科,它主要遵循心理治疗的原则,将治疗看作一个系统的参与过程,在治疗过程中,受过专业训练的音乐治疗师与被治疗者建立关系是至关重要的,良好的医患关系是促进病情改善的基本动力。音乐在治疗过程中起到独特的催化作用,音乐治疗的目的不在于被治疗者在音乐能力方面的增长,而在于音乐体验使被治疗者情绪、行为及思想观念上产生的改变。通过这些改变,他能对环境有更强的适应性,并得到心理成长,获得成功的人生体验,从而提高生活质量。节律是生理治疗上的一个重要因素,而音乐的节律便是通过组织诸如音高、音强、旋律、和声以及节奏等因素,集中其能量,使之成为具有感觉效力的时间序列结构。对于情绪疾病患者,音乐治疗可以使患者更容易让人接近;对于身体伤残者,在获得肌肉运动的技能和运动控制方面,音乐疗法可以用作组建一系列小目标;对于精神发育不全者,音乐疗法有助于获得简单的概念。

音乐治疗一般可分为两大类课程：第一类是音乐治疗理论课，包括音乐治疗的历史、音乐治疗的原理、行为学、人类学、精神分析理论、心理分析、格式塔心理学派、分析心理学、音乐治疗道德观、音乐治疗研究等；第二类是音乐治疗的方法与技术，包括集体治疗、个别治疗、分析处理、聆听音乐疗法、娱乐法、即兴创作法、心理治疗技术、行为治疗、歌唱治疗、音乐舞蹈疗法、音乐放松技术、音乐的生理学运用、疗效评估、录音设备的运用、音像器材的运用、计算机的运用等。

国内的音乐治疗，在初始阶段主要开设于精神病院和部队医院理疗科，后来进入少量综合医院的内科。近年来，儿童音乐治疗领域正在崛起，而且发展迅速，方法上主要应用属于"主动法"的行为治疗技术。实验者为智力低下儿童设计了 5 个方面的训练：听觉训练、节奏记忆训练、旋律记忆训练、配乐朗诵训练和音乐形体训练，经过一年半训练后的测查结果显示，这些儿童在注意力集中程度、情绪活跃程度、人际交往能力、感情表达能力、完成训练能力、语言沟通能力和理解力等方面均有不同程度的改善。音乐治疗已走进人们的生活，并将越来越多地影响到处于人生各个阶段的人们，从胎教、幼儿教育、青少年智力开发、成人心理调节到老年保健，以及各种疾病的治疗或辅助治疗都是音乐治疗发挥的天地。

本书作者周舒兴教授一直以来致力于心理学的研究和推广，并且把重点放在非药物治疗上，在心理催眠方面颇有造诣。2015

年,周教授接触到国外流行的音乐治疗,并对此产生极大的兴趣,希望将音乐治疗在中国普及化。为了更好地推广音乐治疗,她在上百种中国乐器中挑选了一个小乐器——陶笛来防治心理疾病。为什么最终选择了陶笛呢? 根据《黄帝内经》中五脏与五行、五音皆有对应的理论,陶笛是由土制成的,"土"对应五脏中的脾,土入脾,脾主思,脾脏对人的心理健康非常重要。陶笛为开口吹奏的乐器,可以增加肺活量。陶笛需要用十个手指演奏,有助于提高手指灵活度,进一步可强健心脏和大脑功能。陶笛的乐曲十分美妙动听,低音如损,中音如箫,高音如笛,欣赏和吹奏陶笛可以陶治情操。另外吹奏陶笛还可以激发全脑的注意力和记忆力。

2019 年,周教授发现了一篇讲述陶笛可以发出海豚音的文章,于是她对各种陶笛进行了音频的测试,发现陶笛真的可以发出海豚音。接着她在陶笛艺术家林烨老师的帮助下,研制出了能发出超过 8000 赫兹的小陶笛。这对于音乐治疗自闭症,尤其是将陶笛作为主乐器进行音乐治疗,具有里程碑式的创新意义。2020 年,周教授把催眠、陶笛、钢琴、非洲鼓及感统系统拓展训练结合起来,应用于自闭症治疗,并取得了很好的效果。周舒兴教授利用在梅州东山学校培训的机会,对 5000 名学生进行陶笛海豚音测试,结果证明陶笛所发出的海豚音对学生的心理调节产生了重要作用。现在这个项目相关论文已基本完成,项目得到中国管理科学研究院学术委员会的认可,准备建立研究基地。

周教授深信音乐治疗必将使更多人收益,她希望利用陶笛与音乐治疗为中国一千多万自闭症患者和近两亿的重症心理疾病患者带来福音。虽然陶笛音乐治疗这一事业刚刚起步，前路充满坎坷，但周教授有着"红军不怕远征难，万水千山只等闲"的决心和毅力，在健康中国战略的思想指导下，努力实现"让十四亿中国人都心理健康"的中国梦。

第一篇

实用心理学基础

第一章　异常心理的判别

我们在实施音乐治疗之前,首先要了解来访者是否是心理异常。

第一节　异常心理的概念与判别标准

一、有关概念的区别

1. 异常心理

异常心理又称"变态心理",是指偏离正常人心理活动的心理和行为。

2. 身心疾病和心身疾病

身心疾病与心身疾病属于两个不同的学科。身心疾病是因人的机体发生生理变化而引发个体心理、行为上的变化,例如老年性痴呆、经期精神紧张、更年期综合征等。

心身疾病的发展过程正好与身心疾病相反,心身疾病是由于当事人对于发生在自己生活、学习和工作环境中的各类事件的价值观念发生变化,包括恶性事件的不良刺激等,而导致当事人对自我认识发生了改变,出现心理状态不平衡,且心理状态的不平衡最终影响其身体产生生理变化,出现了心身转换,例如癔病、心因性阳痿、强迫行为等。

3. 越轨行为

越轨行为指违反常规和破坏纪律等行为。人的正常的或病态的行为都可以通过学习而形成,学习是支配人的行为和影响身心健康的一个重要因素。如果对行为学习的各个环节进行干预,就可以矫正越轨行为,进而治疗和预防一些疾病。

4. 心理不适

心理不适指个体感到对生活、工作、学习难以应付或无法适应,且个体表现出一些违反社会标准的行为。有些行为做与不做是个体的自由。但如果社会标准对我们提出特殊的要求,而我们不能按照社会标准去做,则也是不适应的一种表现。

第二节　异常心理的类别与成因

一、异常心理的类别

1. 神经症

神经症主要表现为焦虑、抑郁、恐惧、强迫、疑病症状,或神经衰弱症状的精神障碍。神经症性心理冲突中的两个对立面互相转化,形成恶性循环,日益严重地妨碍病人的心理功能和社会功能。

各种神经症性症状或其组合可见于感染、中毒、内脏、内分泌,或代谢和脑器质性疾病,称神经症样综合征。常见的类型有神经衰弱、焦虑性神经症、恐惧性神经症、强迫性神经症和身体形式障碍等。

2. 人格障碍

人格障碍是指人格特征明显偏离正常,使病人形成了一贯的反映个人生活风格和人际关系的异常行为模式。

常见类型有反社会型人格障碍、偏执型人格障碍、分裂型人格障碍、强迫型人格障碍、冲动型人格障碍、癔症型人格障碍、焦虑型人格障碍和依赖型人格障碍等。

3. 性心理障碍

性心理障碍是一组与心理社会因素密切相关的性活动过程中的某些阶段发生的生理功能障碍。常见类型有性指向障碍,指性行为选择异常对象;性偏好障碍,即以异常的性行为方式来满足性欲;性身份障碍,心理上有持续而强烈的变换自身性别的愿望。

二、引起异常心理的原因

1. 生物因素

(1) 大脑结构与功能异常

大脑某一区域受损会出现相应的功能障碍。如左半球受损,会影响人的言语机能;右半球受损,会影响人的时空知觉和定向功能。

（2）神经生化与内分泌因素

人在各种心理行为异常状态下,脑内生化物质有所改变。中枢神经递质的代谢异常,可能是诱发精神障碍的重要原因。如抑郁症是由于脑内儿茶酚胺机能不足所致,躁狂症是因交感中枢机能亢进、儿茶酚胺机能过盛造成的。

（3）心理异常的遗传因素

据统计,精神分裂症患者的亲属患同类精神疾病的几率,远远高于正常人口普查中所得的发病率。

（4）其他生物因素

疾病感染尤其是脑部感染会引起许多心理异常表现,如肺性脑病、肝性脑病、中毒性菌病、脑炎等。某些药物和成瘾物质会导致精神障碍,如烟草、酒精和毒品;躯体在睡眠剥夺和极度疲劳状态下会降低对应激的抵抗力,从而出现心理行为问题。

2. 心理因素

（1）易病性心理素质

负性认知评价和不健全人格属于易病性心理素质。抑郁型人格易患抑郁症;意志过于薄弱的人,自信力低,自控力低,易患强迫症。

（2）应对能力

目前的社会环境变化快、竞争激烈,如果一个人的应对能力和解决问题的能力差,抗击打能力差,则很可能是各种神经症发病的心理原因。

3. 社会文化因素

社会文化环境在心理异常的发生中起着重要作用,人的心理活动的异常很容易受社会文化环境的影响。

(1)生活事件。应激可来自生活中发生的变故。

(2)文化因素。民族文化、社会习俗、宗教信仰、生活习惯等与心理异常的发生有着密切关系。

(3)移民因素。移居不同国家造成的社会不适应。

(4)不良的生活方式。不良行为成瘾,例如熬夜、沉迷打游戏等,并产生出各种精神活性物质依赖性疾病。

第二章　如何走出心理焦虑

第一节　心理疗愈究竟应该做什么

一、市场经济下出现心理焦虑的原因

马斯洛认为人生有五个需求。首先,人有生存的需求,例如吃饭、睡觉等,这是人生的最低要求。其次,生存需求得到满足以后,就会产生安全的需求。然而这种需求的满足并不容易,比如市场经济给我们带来的工作的不安全感,在计划经济时期,如果我们在一个单位工作,那么这份工作几乎可以伴随我们一生;可是现在情况完全不同了,一份工作机会随时可能丢掉,从而使人一直生活在一种焦虑和不安的心境中。第三是归属感,从前人们都说"嫁鸡随鸡,嫁狗随狗",稳定的婚姻是有归属感的,但如今婚姻关系很容易破裂。此外职业的稳定性也可以带给人归属感,但是现在因为市场经济的冲击也不复存在了。第四就是人需要得到尊重。从前在一个单位里,资历深厚的老员工会被称为老师傅、老同志,可是如今在社会上很少有这样的称呼,甚至没有人会

因为个人为单位的奉献而去缅怀或追悼。最后就是人的价值的实现，人应当是有价值的，只有自我价值得到实现，人生才有意义。正如前苏联作家奥斯特洛夫斯基在其名著《钢铁是怎样炼成的》所写："一个人的生命应当是这样度过的：当他回首往事时，不因虚度年华而悔恨，也不因碌碌无为而羞耻。"可是在市场经济的冲击下，人总是失去这种自我实现的价值感，所以说市场经济给我们带来的心理冲击是非常大的。

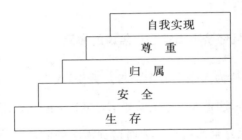

马斯洛的人生需求示意图

二、心理康复面对的几个问题

在繁华的大道上，一个乞丐在向别人讨钱，学生就问老师给还是不给？那么到底是教孩子们要善良仁慈，还是教孩子们怎样识别欺骗呢？复杂的社会现状给心理康复带来了许多障碍和严峻的挑战，这是我们在心理康复时需要面对的人生难题。

场景一：繁华大道，乞讨者众。

学生问老师：给还是不给？

难题是：教学生仁慈，还是识别欺骗？

场景二：大街上，一位老人被车撞倒，一个女孩上前扶助，不想竟被周围公众指认为肇事者。

学生问老师：救还是不救？

难题是：教学生见义勇为，还是凡遇"闲事"装聋作哑？

场景三：发现学生的口袋里藏着避孕套。

学生问老师：对还是不对？

难题是：教学生正确使用它，还是来一番"不该早恋"的说教？

场景四：许多老板没上学，照样挣大钱，大学生也不一定找到好工作。

学生问老师：学还是不学？

难题是：为什么要好好学习？

第二节　心理健康从青少年做起

一、挑战青春期心理

1. 生理变化与心理活动的矛盾

首先，由于初中生身体外形发生重大变化，这使他们产生了成人感。其次，由于性发育的成熟，初中生随之对异性从心理上产生了好奇和兴趣。

2. 成人感与幼稚性的矛盾

成熟性的主要表现：对人对事的态度、人生观、价值观、情绪情感的表达方式以及行为的内容和方式等都发生了明显的变化。同时青少年也渴望社会、学校和家长能及时给予他们成人式的信任和尊重。

幼稚性主要表现:思维方法上仍带有很大的片面性与表面性。在人格特点上,缺乏成人那种深刻而稳定的情绪体验,还缺乏承受压力、克服困难的意志力,社会经验也十分欠缺。

3. 青春期的自我为中心

青春期个体认为自己独特、无懈可击、无所不能,这种信念给予了他们自以为是、自行其是的力量。

二、挑战舒适区

(1)趋利避害的生存舒适区,看问题急功近利。

(2)知足常乐的心理舒适区,比上不足比下有余的不思进取。

(3)不想改变的生理舒适区,有福就享,何必找罪受。

(4)向命运挑战的精神舒适区,甘于现状,听天由命。

第三节　如何走出青少年心理焦虑

一、自信是改变心态的强大动力

1. 正确的自我认知

第一,我是谁?

第二,我想成为谁?

2. 你需要认同你的信念:爱

爱的能力＝领略爱＋施爱

3. 为你自己的思想负起责来

带着爱去工作,去生活,去创造未来!

二、如何改变自己

1. 积极心态的打造

(1) 学习的心态(终生学习自然科学和社会科学)

提升学习力:

$$
学习
\begin{cases}
动力
\begin{cases}
欲望——要活得精彩! 要活得快乐! \\
压力——有压力才有动力! \\
责任——不要自责要负责,为自己生命负责! \\
爱——提升爱的能力,要爱自己!
\end{cases} \\
毅力\quad 目标——确定目标,立即行动,永不放弃,\\
\qquad\qquad\qquad 直到成功! \\
能力\quad 右脑开发
\end{cases}
$$

第一个层次的学习是知识。科学界告诉大家,有一句话叫"知识改变命运",还有一句话叫"知识就是力量"。其实运用知识才能改变命运,运用知识的能力才是真正的力量。所以知识是第一层次的学习,同样也是最低层次的。我们之所以到教室来学习

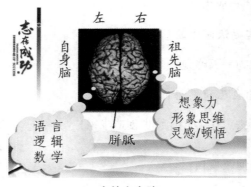

人的左右脑

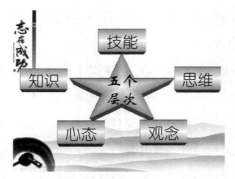

学习的五个层次

这些基础知识,是因为它们是我们人生所必备的。就像盖房子打地基,这些基础知识是必须要有的,这些基础知识是我们学习其他知识的基础。即使学习成绩优秀,哪怕是全年级第一,虽然很好,但是学习成绩第一的人就能取得命运的成功吗?不一定!所以知识一定要学,不学你就不会思考、不会成长,但是同时我们也要意识到，单纯地学会知识并不能决定你的人生。

第二个层次的学习是技能。 哪些算技能呢？开车算技能，英语算技能，烧饭也是一种技能，这是第二层次的学习。现实生活中，可能有些人看似没有进行理论知识的学习，就直接进入了第二层次技能的学习。比如高级技工会修汽车，他们掌握修汽车的技能，但可能没有系统学习过汽车的理论知识。但实际上技能是需要理论知识来支撑的。比如有的同学初中毕业后就去学理发，其实从学习洗头开始就会接触到发型相关知识。中国有句古话："荒年饿不死手艺人。"所以学习技能是第二层次的学习，有了手艺就具备了生存的本领。

第三个层次的学习是思维。 所谓的思维，最重要的就是你遇到问题，到底怎样去看待、思考、解读周围的世界。不同的思维方式决定不同的行为方式，你对人与事的不同的思维方式将决定你不同的出路，思路决定出路！

第四个层次的学习是观念。 很多人以为读书没有用，大学生都找不到工作干嘛还读书，这是一种错误的观念。俄罗斯大学生的比例是 70％以上，也就是说几乎做生意的、端盘子的都是大学生，全民素质都非常高。很多人以为不需要上大学，没有文化也可以生活得很好，这种观念本身就是错误的。文化可以提升国民的整体素质，我们国家非常需要文化素质的提升。然而如果你持有的是对待学习的错误观念，那么你也就不会想要通过读书来为自己规划未来。记得有个故事里面讲到，有一个妈妈左手握着三岁孩子的右手,右手握着一把菜刀。孩子被吓得大哭,妈妈也伤心流泪。她一边哭,一边说:"儿子,为了你的未来,别怪妈妈狠心。"然后她手起刀落,把儿子的右手给砍了。没有文化的妈妈,她只想到让儿子残废了可以多讨钱;而不会想到四肢健全的儿子长大后可以学手艺,可以读书。所以没有文化,思路狭窄,最终酿成让孩子成为残疾人的悲剧!

第五个层次的学习是心态。如果给你一次机会,你选择快乐的、积极向上的心态还是消极的心态?我觉得现在很多人的心态其实是后者,老是告诉自己"我不行"。要知道的是,你说自己不行,你就肯定不行。所以我说学习主要有五个层次,最高的层次是心态。如果一个人能快快乐乐地学习、快快乐乐地生活、快快乐乐地帮助别人,这个人的一生一定能成功。但是要获得好的心态,必须要获得好的思维,要改善我们的心智模式。也就是说要改变自己固有的看世界的角度,要改变思维定势,要改变习惯思维。有了好的心态就不会因为心理脆弱而产生心理疾病。

(2)自信的心态

① 自我认知——我是谁?我要成为谁?我能成为谁?

② 爱的能力——爱自己的能力

③ EQ 比 IQ 更重要——EQ 的主要内涵是:会说话,并有良好的人际关系网。

（3）成长的心态

① 生存危机——地球的变化、国际形势

② 学会学习——学习的重点是学会思考

（4）付出的心态

① 舍得——不舍不得，大舍大得

② 换个角度思考，付出就是得到

③ 奉献是投资

（5）适应的心态

① 境由心生——绿水青山就是金山银山

② 改造环境不易，改变环境就能改变心态

③ 向水学习，改变自己适应环境

（6）赞美的心态

① 赞美是人心灵的原动力，没有人喜欢被教训

② 赞美的原则：真诚、独特、具体、实事求是、对方需求

（7）合作的心态——独木不成林

① 利人利己

② 合作共赢

（8）宽容的心态

① 金无足赤，人无完人

② 不要用别人的错误惩罚别人

③ 原谅别人也是原谅自己

（9）超越的心态

① 打破心
理设限

生理设限——我不能。人不能飞,但可造一个能
　　飞的机器带着人飞。

心理设限——我不行。邓亚萍个子小,但是也能
　　成为世界冠军。

死亡设限——生命诚可贵,爱情价更高。若为自
　　由故,二者皆可抛。

② 自我超越——你只要超越昨天的你

(10) 感恩的心态

① 知恩图报——滴水之恩当涌泉相报

② 感恩的心——最应该感恩的是曾经伤害过你的人,从感恩
中学习成长。

二、心态决定状态

1. 光明思维

一级光明思维:取其光明,舍弃黑暗。

二级光明思维:没有永久的黑暗,祸福本相依。

三级光明思维:发生即恩典。这样的事竟发生在我的身上,
又给了我一片成长的天空。

2. 你有无比巨大的潜能

人类具有天生的智慧,我们每个人都有巨大的潜能等待发
掘。一般情况下,普通人只能意识到自己能力的 10%,还有 90%

的潜能都没有得到开发和利用。

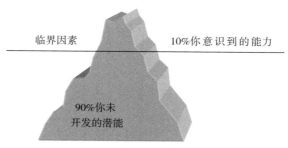

临界因素　　　　　10%你意识到的能力

90%你未
开发的潜能

冰山理论示意图

三、未来的思维方式

1. 走出思维的盲区——改变心智模式

（1）方法不对，努力白费

（2）EQ 比 IQ 更重要

2. 离开焦虑的椅子

（1）你焦虑了吗？

① 焦虑会吞噬你的快乐灵魂

② 焦虑占用了你学习的时间

③ 别让焦虑搅乱了自己的目标

（2）消除焦虑的几个方法

① 你是自己生命的 CEO

② 我的情绪我做主

③ 用音乐赶走焦虑的情绪

第三章　健康师综合素质培训

第一节　心理健康的标准

一、智力正常

智力,通常称为智商,是人的观察力、记忆力、想象力、思考力和操作能力的综合。一般认为智商低于 70 者为智力落后,智商在 80 以上是对个体心理健康的基本要求。

二、人际关系和谐

心理健康的人乐于与人交往,不仅能接受自我,也能接纳他人、悦纳他人,能认可别人存在的重要性和作用。容易被他人理解,被他人和集体接受,能与他人相互沟通和交往,人际关系和谐。在生活的集体中能融为一体,乐群性强,既能在与挚友团聚之时共享欢乐,也能在独处沉思之时无孤独之感。在与人相处时,积极的态度(如同情、友情、信任、尊敬等)总是多于消极的态度(如猜疑、嫉妒、畏惧、敌视等),因而在社会生活中具有较强的适应能力和较充分的安全感。

三、心理行为符合年龄特征

心理健康的人应具有与同龄段大多数人相符合的心理行为特征。如果一个人的心理行为表现与同年龄阶段其他人相比,存在明显的差异,一般就是心理不健康的表现。

四、了解自我,悦纳自我

对自己的能力、性格、情绪和优缺点都能做到恰当、客观的评价和接纳,对自己不会提出苛刻非分的期望与要求,对自己的生活目标和理想也能定得切合实际,因而对自己总是满意的。同时,努力发展自身潜能,即使对自己无法补救的缺陷,也能坦然接受。

五、面对和接受

对周围事物和环境能做出客观认识和评价,并能与现实环境保持良好的接触。既有高于现实的理想,又不会沉湎于不切实际的幻想与奢望。对自己的能力有充分信心,对生活、学习、工作中的各种困难和挑战都能妥善处理。

六、能协调与控制情绪,心境良好

能适当地表达控制自己的情绪,喜不狂,忧不绝,胜不骄,败不馁,谦虚不卑,自尊自重。在社会交往中既不妄自尊大,也不畏缩恐惧,对无法得到的东西坦然处之,不会有失落感,更不会过于贪求。争取在社会规范允许范围内满足自己的各种要求,对自己能得到的一切感到满意,心情总是开朗的、乐观的。

七、人格完整独立

心理健康的人,其人格结构如气质、能力、性格和理想、信念、动机、兴趣、人生观等各方面能平衡发展,人的整体的精神面貌能够完整、协调、和谐地表现出来。思考问题的方式是适中、合理的,待人接物能采取恰当灵活的态度,对外界刺激不会有偏颇情绪和行为反应,能够融入集体。

八、热爱生活,乐于工作

在工作中尽可能地发挥自己的个性和聪明才智,并从工作的成果中获得满足和激励,把工作看作是乐趣而不是负担。能把工作过程中积累的各种有用的信息、知识和技能储存起来,便于随时提取使用,以解决可能遇到的新问题。能够克服各种困难,使自己的行为更有效率,工作更有成效。

第二节　健康师健全人格

一个音乐健康师必须具备完善的人格。

一、自我接纳

人格和谐的核心标志就是自我接纳。

能够主动开放自我,客观认识自己,坦诚地接受自己的缺点并对生活保持积极乐观的态度。

二、人际和谐

表现为心胸豁达,尊重自己也尊重他人,能够有效处理人际冲突与分歧,懂得感恩。

三、自尊自信

有自己的人生观与价值观,处事有自己的原则与立场,坚定而不固执,自信而不自傲。

四、注重成长

具有自我发展、自我塑造、自我完善与终身学习的能力。能够充分开发自身的创造力,创造性地生活,发现生命的意义并选择有意义的生活。

第三节　高效能人士的七个习惯

人生苦短,要想高效地学习、高效地工作,建议养成七个好习惯。

一、积极主动

即采取主动,为自己过去、现在及未来的行为负责,并依据原则及价值观,而非情绪或外在环境来做决定。

积极主动的人是改变的催生者,要学会扬弃被动的受害者角色,不怨怼别人。积极主动有利于发挥人类四项独特的禀赋——自觉、良知、想象力和自主意志,同时以由内而外的方式来创造改变,积极面对一切。

二、以终为始

所有事物都要经过两个阶段的创造——先是在脑海里酝酿的创造,其次才是实质的创造。个人、家庭和组织在做任何计划时,均先拟出愿景和目标,并据此塑造未来,全心全意投注于自己最重视的原则、价值观、关系及目标。

对个人、家庭和组织而言,使命宣言可说是愿景的最高形式,它是如此重要,以至于能够主宰所有其他的决定。领导工作的核心,就是在共有的使命、愿景和价值观之上,创造出一个文化。

三、要事第一

要事第一即实质的创造,是梦想的组织与实践。次要的事不必摆在第一,要事也不能放在第二。无论紧迫性如何,个人与组织都要把要事放在第一位,学会做重要而紧迫的事。

四、双赢思维

双赢思维是一种基于互敬、寻求互惠的思考框架与心意,目的是更丰盛的机会、财富及资源,而非敌对式竞争。双赢既非损人利己(赢输),亦非损己利人(输赢)。我们的工作伙伴及家庭成员要从互赖式的角度来思考("我们",而非"我")。双赢思维鼓励我们解决问题,并协助个人找到互惠的解决办法,是一种资讯、力量、认可及报酬的分享。合作共赢是现代社会成功人士必备的思维模式。

五、知彼解己

当我们舍弃防备心,改为了解心去聆听别人,便能开启真正的沟通,增进彼此关系。对方获得理解后,会觉得受到尊重与认可,进而卸下心防,坦然而谈,双方对彼此的了解也就更流畅自然。知彼需要仁慈心,解己需要勇气,能平衡两者,则可大幅提升沟通的效率。

六、综合综效

综合综效谈的是创造第三种选择——既非按照我的方式,亦非遵循你的方式,而是第三种远胜于个人之见的方法。它是互相尊重的成果——不光是了解彼此,甚至是称许彼此的差异,欣赏对方解决问题及掌握机会的方法。

个人的力量是团队和家庭综合综效的基础,能使整体获得一加一大于二的成效。实践综合综效的人际关系和团队会扬弃敌对的态度(1+1=1 /2),不以妥协为目标(1+1=1 或 1/2),也不仅止于合作(1+1=2),他们要的是创造式的合作(1+1>2)。

七、不断更新

"不断更新"谈的是如何在四个基本生活面向(身体、精神、智力、社会/情感)中,不断更新自己。这个习惯提升了其他六个习惯的实施效率。

对组织而言,该习惯能促进愿景更新及不断改善,使组织不至呈现老化及疲态,并迈向新的成长之路。对家庭而言,该习惯通过固定的个人及家庭活动,使家庭效能升级。对于个人而言,不断更新使自己的身体和精神天天向上,才能活出精彩的人生。

第二篇

人的心理特点及应对措施

第一章 青少年的心理特点及应对措施

第一节 青春期心理发展的矛盾性

初中生的生理发育十分迅速，大约在两三年内就可以完成身体各方面的生长发育任务并达到成熟水平。可是心理发展的速度却相对缓慢，因其心理水平尚处于从幼稚向成熟发展的过渡时期。初中生的身心就处在这样一种非平衡状态，从而导致种种心理发展上的矛盾出现。

一、生理变化与心理活动的矛盾

首先，初中生的身体外形发生重大变化，这使他们误生了成人感，因此，在心理上他们也希望能够尽快地进入成人世界，希望尽快地摆脱童年时所经历的一切。他们希望寻找到一种适合自己的行为准则，扮演一个全新的社会角色，从而获得一种全新的社会评价，并且认真地体会人生的意义。

其次，由于性发育的成熟，初中生对异性产生了好奇和兴趣，从而萌发了与性相联系的一些新的情感体验，滋生了对性的渴望和欲求,但又因为种种限制和阻碍不能公开表现这种愿望和情绪,所以就必然体会到一种强烈的冲击和压抑。

二、成人感与幼稚性的矛盾

成人感主要表现在他们产生了对成熟的强烈追求和感受,这当然源自于身体的快速发育及性的成熟。在这种感受的作用下,青少年对人对事的态度、人生观、价值观、情绪情感的表达方式以及行为的内容和方向等都发生了明显的变化,同时也渴望社会、学校和家庭能及时给予他们成人式的信任和尊重。

幼稚性主要表现在其认知能力、思维方式、情绪与行为控制能力、人格特点及社会经验上。尽管初中生的思维已经以抽象逻辑思维为主要形式,但水平还比较低,正处于从经验型向理论型的过渡时期。由于辩证思维刚开始萌发,所以思维方法上仍带有很大的片面性与表面性。在人格特点上,缺乏成人那种深刻而稳定的情绪体验,还缺乏承受压力、克服困难的意志力。此外,社会经验也十分欠缺。

1. 反抗性与依赖性

成人感的出现使青春期个体进而产生了强烈的独立意识,他们甚至对一切都不愿顺从,尤其不愿听取父母、教师及其他成人的意见。在生活中,他们从穿衣戴帽到对人对事的看法,都常处于一种与成人相抵触的情绪状态中。青春期对父母的依赖则表现为希望从父母那里得到精神上的理解、支持和保护。

2. 闭锁性与开放性

进入青春期的初中生,开始渐渐地将自己的内心封闭起来,他们内在的心理活动变得丰富了,但表露于外的东西却大大减少,加之对外界的不信任和不满意,无疑增加了这种闭锁性的程度。同时他们又因此感到非常孤独和寂寞,并希望能有人来关心和理解他们。他们会不断地寻找朋友,一旦投缘,就会推心置腹,毫无保留。所以,初中生在对父母、老师闭锁的同时,往往却对某些同伴,如闺蜜、哥们表现出很明显的开放性。

3. 勇敢与怯懦

在某些情况下,青春期个体似乎能表现出很强的勇敢精神,但这种勇敢却带有明显的莽撞和冒失的成分,具有"初生牛犊不怕虎"的特点。一方面,他们在思想上很少受到条条框框的限制和束缚,在主观意识里没有过多的顾虑,常能果断地采取某项行动;另一方面,青春期个体在公众场合,经常羞羞答答,不够坦然和从容,未说话先脸红的情况在少男少女中较为常见。这种行为上的局促与他们尚缺少生活经验以及这个年龄阶段所特有的心理状态是不能够截然分开的。

4. 高傲和自卑

青春期个体尚不能准确地评价和认识自己的智力潜能和性格特征,很难对自己做出一个全面而恰当的评价,往往凭借一时的感觉对自己轻下结论。这样就可能导致他们对自己的自信程度把握不当。数次甚至一次偶然的成功,就可能使他们确信自己是一个非常优秀的人才而沾沾自喜;而几番偶然的失利,又会使他们认为自己无能透顶而产生极度自卑。这两种不稳定的情绪往往交替出现于同一人身上。

5. 否定童年又眷恋童年

青春期个体在否定童年的同时,内心中又难免留有几分对自己童年的眷恋。他们留恋的是童年时那种无忧无虑的心态,更留恋童年时那种简单明了的行为方式及宣泄情绪的方法,特别是当他们在各种新的生活和学习任务面前感到惶惑的时候,就尤其希望仍能像小时候一样,得到父母的关照。

第二节　青春期的主要影响

一、青春期与亲子冲突

青春期所发生的生理变化和青春期早期的心理社会性变化,可能会导致家长与子女之间关于人际问题的想法和期望出现差异,而这种差异可能会导致父母与青春期子女之间发生更多的亲子冲突。

1. 亲子冲突的特点

个体在青春期出现的各种生理变化;个体在思维变化中所反映出来的理想主义和逻辑推理;个体与独立和自我认同有关的社

会性变化；个体对父母期望的违背；父母在中年期所联系在一起的生理变化、世界观的变化和社会角色方面的变化。

2. 冲突的焦点

（1）社会生活与习惯

青春期群体的社会生活和他们所特有的生活习惯和时代感可能比其他方面更容易与父母发生冲突。

（2）责任感

在青春期子女显得不负责任时，其父母往往是最为恼火的。但许多父母并没有在孩子小时候教会他们责任感，特别是对自己负责。

（3）学校表现

青春期子女的学习成绩、在学校的行为以及在校的状态，都会引起父母的高度注意。父母最为关心的问题是：学习成绩与水平，学习习惯与家庭作业，按时出勤，对于在学校学习以及对于教师的基本态度，在学校的行为。而对于孩子的心理健康，大多数父母并不关心。

（4）家庭关系

这方面发生的冲突主要来自以下几个方面：青春期子女不成熟的行为；对父母的一般态度与尊重水平；与兄弟姐妹发生争吵；与亲戚关系，尤其是在家里与祖父母的关系；个体依赖家庭的程度或者从家里要求自主的程度等。而许多家庭冲突来自于孩子对父母及其他家庭成员的不认同。

（5）价值观与道德

父母在这方面特别关心的是：青春期子女是否诚实守信，是否遵纪守法，是否沾染抽烟喝酒等不良行为等。

二、青春期早熟与晚熟

1. 早熟男孩的心理状态

一般认为，男孩的早熟（这里指生理早熟）与积极的自我评价是联系在一起的，而晚熟一般是与消极的自我评价联系在一起的。遗憾的是，有些早熟的男孩未能很好地利用自身优势，反而比其他人更有可能去做违法犯罪的事情。

2. 晚熟男孩的心理状态

晚熟的男孩会受到由晚熟所引发的自卑困扰。由于身体和动作协调在社会接纳方面的作用非常重要，所以晚熟者可能形成消极的自我知觉和自我概念。晚熟男孩典型的特征是缺乏魅力，不受欢迎，他们更加好动，思想上不够成熟。他们会因此产生自卑、不自在感，觉得遭到拒绝。由于他们感受到的社会拒绝，他们可能变得自我意识更强，相反也许会表现出退缩。很典型的表现方式是，他们常常高谈阔论，待别人稍一挑衅，他们就动手打架。

3. 早熟女孩的心理状态

因为男孩生长的节律是 8 年，而女孩则是 7 年一个节律，所以女孩通常都比男孩早两年进入青春期，早熟的女孩则更是明显超前。因为她们个子长得很高,性征发育更成熟,所以她们往往会感到非常尴尬,自我意识更强。早熟女孩的体重也比她们的同伴更重一些,这一点在大多数的少女看来绝非好事。由于与同伴有明显的差异,她们的自尊受到了消极的影响。早熟的女孩更可能会与年龄较大的男孩混在一起,所以她们出现各种问题行为的风险就会大大增加。她们更可能学会吸烟、酗酒,更可能出现饮食障碍;她们的身体可能会招来男性的目光,导致她们更早出去约会,并且也可能过早卷入性行为。早熟的女孩更可能遇到焦虑和抑郁这样诸如此类的问题。这是早熟女孩社会性及认知的不成熟与过早的生理发育混合作用的结果。早熟的女孩容易受到诱惑而产生问题行为,并且可能无法意识到这对她们将来的成长会带来长期的影响。

4. 晚熟女孩的心理状态

晚熟女孩具有的一个优势是,她们不会像早熟的女孩那样经常遭到父母及其他成年人的尖锐批评。而她们的主要不利之处似乎也只是由于她们生理上相对不太成熟,所以在社会交往中暂时处于不利的地位而已。

三、青春期与情绪

以往的科学文献已经证实,体型对青春期个体来说具有重要的意义。对女孩来说,对"我长什么样"是否有信心是决定其自我价值高低的最重要的因素。对于男孩来说,自我价值更主要是建立在他们的综合能力之上，对自己身体的满意度是与青春期个体的忧伤相关的众多因素之一。身体满意度与自尊呈正相关的关系，而与抑郁呈负相关的关系。在另外一项考察 13～18 岁青春期个体的多水平样本的研究中，女孩报告的抑郁症状案例明显多于男孩，她们对自己的身体似乎更为不满，自尊也更低。

第三节　青春期的自我中心

虽然青春期个体在努力摆脱父母的保护和监督以期变得独立，但是实际上他们也一直与父母继续保持着某些联系。与此同时，青春期个体认为自己独特、无懈可击、无所不能的信念给予了他们自行其是的力量。

一、自我中心的产生

青春期经历了大量的身体变化、认知变化和社会性情绪的变化，而且这样的变化经常会占据个人思维的中心位置。

二、自我中心与思维的关系

每一个认知发展阶段，都会经历不同形式的自我中心。青春期的自我中心是快速持续的智力发展和社会交往的结果。形式运算思维能力的提高是使个体明确地理解自我与他人关系的重要因素。

三、自我中心与内化问题

青春期个体常有一种错误的信念,即认为其他人对他们的想法和行为的关注度就像他们自己一样,其结果是导致他们产生高度的自我意识,而过分的自我关注和抑郁相关。

第四节　青春期的情绪调节

青春期个体在日常生活中所表现出来的消极情绪比小学儿童明显增多。青春期个体报告的极端积极情绪和消极情绪都比他们父母要多,但是中立的或者温和的情绪状态就不及父母那么多。而厌烦可能是个体情绪表现中很独特的一种情绪,它反映了多种与之相关联的心理状态。青春期个体与同伴成群结队在一起的时间,以及对同伴压力的敏感性都远远超过其他的发展阶段。

随着同伴交往的深入,友谊对其情绪发展的影响也就越来越突出。但是,男孩和女孩却有着不同的表现,女孩看重的往往是她们人际关系中的亲密性,即相互表白、共享秘密和讨论感受等构成了女孩亲密友谊的典型特征;与此相反,男孩们在其友谊关系中更看重的特征是忠诚,是哥们义气,而且男孩之间的友谊通常都是比较稳定的。

一、青春期情绪的基本特点

1. 情绪自主

青春期的情绪自主表现为更强烈的自我依靠、主动性和对同伴压力的抗拒力，以及对自己的决定和所从事活动的责任感。这种情绪自主是在以父母为中心的人际关系模式向以同伴为中心的人际关系模式转变的过程中产生的。

青春期个体在情绪情感上越来越独立于自己的父母是由以下几方面的原因造成的：首先，青春期个体在面对自己的情绪需要时，已经不大可能再像儿童期那样去求助于父母；其次，青春期个体很可能已经对自己的父母形成了复杂的看法，例如认为父母也是有欠缺的、不是完美的；第三，青春期个体还常常对家庭之外的人际关系投入了更多的情绪情感；第四，青春期个体也越来越倾向以一种平等的方式与自己的父母交往。这些认知上的以及社会性的原因最终促成了青春期个体与父母疏远，越来越走向独立。

2. 日常生活中的情绪体验

青春期阶段体验到的消极情绪比小学阶段的儿童更为突出。青春期个体报告中非常高兴的状态比他们的父母多出六倍，非常不高兴的状态比父母多了三倍。厌烦在青春期可能具有独特的意义，厌烦常与愤怒、挫折感以及缺乏精力或动机相联系，表现为常常烦躁、情绪不稳定、心静不下来。

二、青春期同伴关系与情绪表现

1. 同伴关系对情绪发展的影响

首先,同伴关系为青春期个体提供了一种重要的背景,使得个体能够表达和调节自己的积极情绪或消极情绪,因为他们之间是完全平等的。

第二,同伴能够在新颖的情境中为个体提供情绪支持和必要的安全感,这一点在那些家庭关系比较紧张或者非支持性的时候,就显得更为重要。

第三,同伴之间的友谊无疑提供了一种来自于家庭之外的自信源和认可。即使在那些一直给青春期个体提供建议和情绪支持的家庭中,同伴也往往被看成是更能够理解个体的孤独情绪的人。被同伴喜欢的青春期个体中,91%的人都会有一个或一个以上要好的朋友;而同伴接受性较差的青春期个体中,只有54%的人有一个或一个以上的好朋友。

2. 同伴冲突与情绪发展

那些同伴接受性较低的青春期个体的友谊往往有更为频繁和持久性的冲突,而且要想解决这些冲突也更加困难,并且这些冲突往往也不是以和平的方式结束的。这些友谊关系往往不太亲密,亲社会性方面也明显不足。

3. 同伴友谊与情绪发展

青春期形成的积极的同伴关系可能会对心理健康产生持久的影响。换句话说,一个人在青春期阶段能够发展积极友谊的那些心理特质,在其一生当中都可能是维持不变的。

三、青春期亲子关系

第一,在青春期父母与子女之间争吵斗嘴的情况明显增多;第二,这种亲子冲突增加的同时伴随着亲近感的下降,尤其是父母和青春期个体在一起共度的时间大为减少;第三,发生在亲子关系中的这些冲突无疑对父母的心理健康及青春期个体的心理发展都有着明显影响,而且很多父母都诉说他们难以适应子女的个性变化以及谋求独立的努力;第四,当青春期这种打破了平衡的过程结束之后,就会令人欣喜地发现,伴随着一种新的亲子关系的建立,亲子关系中争吵减少,地位更加平等,情绪也渐趋稳定。

1. 亲子关系与亲近感

青春期个体希望有什么样的父母? 第一是亲近感,即个体在父母面前能够体验到稳定的温情和充满爱意的关注等。第二是允许青春期个体心理自主,即保证青春期个体自己做决定的自由。如果缺少自主,个体就容易出现问题行为,难以成长为独立的成人。第三是适度监控,成功的父母在对待青春期子女上常常会适度监控和监督孩子的行为,并能够制定约束行为的规矩,因为适度监控能够让孩子学会自我控制,可以帮助他们避免反社会行为。

2. 亲近感的体现

第一,青春期个体对父母是否关怀的判断,是以父母与他们在一起度过的时间多少或者是否能够支持他们的想法以及在需要的时候是否能够给予帮助等为依据的。

第二,有些父母对自己处在青春期的孩子的感受和情绪十分不敏感。他们根本不清楚孩子在想什么或有什么样的感受,所以,他们往往在举手投足间不会把孩子的感受和想法细心地考虑进去。当青春期个体感到心烦意乱时,他们也不知道是怎么一回事。因此,父母要多多倾听孩子的心声,理解孩子的感受。

第三,一般认为,大多数的青春期个体都想要父母给予更多的爱和明显的关怀,遗憾的是,父母却很少拥抱他们的孩子,或者搂住他们,或者亲吻他们。这样做的后果可能有两个:一种是青春期个体非常渴望爱和关怀,以至他们长大成人以后这种需要会变得更加强烈;另一种是青春期个体长大后自己保持冷冷淡淡,也难以对自己的配偶和孩子表现出温情和关怀。因此,对于青春期个体而言,父母仍然应给予亲密的肢体接触的爱。

第四是接受与赞许。一般认为,爱的一个重要特点是无条件的接受,而家长表示爱的一种重要的方式就是了解并实实在在地接受青春期子女的一切。其实他们想要知道,在父母的眼中,他们是否是有价值的、被接受的和受喜欢的，他们也渴望父母能够容忍他们的与众不同和拥有隐私。

第五是信任。人们发现青春期个体往往会抱怨父母对自己不够信任。他们可能会这样提出疑问：为什么父母总是那样害怕我们去做坏事情？为什么他们就不能对我们多一些信任？在父母不信任的各种表现之中，最令人恼火的是父母私自拆看孩子的信件，偷看他们的日记或偷听他们所打的电话等，有些父母借口打扫房间或收拾桌子，目的是想看看孩子们究竟在干些什么。最感到恐惧的父母可能是那些最没有安全感的家长，或者那些自己在成长过程中有困难的人，他们不自信也不相信孩子。

四、青春期的孤独

青春期最大的问题之一就是感觉孤独，他们会觉得空虚厌倦。当觉得自己被别人拒绝、排斥、孤立、无法控制局面的时候，他们更有可能认为自己是孤独的。青春期个体感到孤独是由多种原因造成的。

有一些人是不知道如何同别人进行交往，他们很难做出恰当的行为，也难以学会在不同的情境中表现出相应的行为。

有些人则是自我效能感低，难以接受别人的批评。他们总是觉得会遭到别人的拒绝，因此回避可能使自己难堪的活动。感到抑郁及受情绪困扰的青春期个体难以建立良好的亲密的人际关系。

有的人是在成长的过程中逐渐地对所有人缺乏信任,因此他们对人际交往抱以无所谓的态度。他们极力回避社会的交往和与他人的亲密感,这样做他们就不会被人利用了。

一些青春期个体觉得缺乏来自父母的情感支持,这使得他们难以去结交朋友。无论什么时候,他们都把建立友谊看成是有弊端的一种社会危险,所以他们难以建立起有意义的人际关系。

五、影响青春期同伴地位的因素

获得成就——在体育运动、娱乐活动或者学业上获得一定的成就,可以帮助青春期个体赢得同伴的赞许和接纳。

参与活动——参加校内的俱乐部和参与各种校外社会活动是青春期个体寻求社会接受的又一个途径。

个性和社会技能——要想赢得同伴的欢迎,个性品质和社会技能是很重要的标准,而且对于赢得社会接受也是非常重要的。

羞怯——在青春期的早期,由于自我意识的不断增加、性意识的发展、加入同伴团体的渴望等因素的影响,青春期个体容易感到羞怯。

行为怪异——怪异的行为一般不容易获得团体的接受。

六、学校环境和教师对青春期同伴关系的影响

孩子们从生活中学习,学校生活是孩子们生活的重要组成部分。

如果一个孩子生活在批评之中,他就学会了谴责;

如果一个孩子生活在敌意之中,他就学会了争斗;

如果一个孩子生活在恐惧之中,他就学会了忧虑;

如果一个孩子生活在怜悯之中,他就学会了自卑;

如果一个孩子生活在讽刺之中,他就学会了躲避;

如果一个孩子生活在妒忌之中,他就学会了高冷;

如果一个孩子生活在耻辱之中,他就学会了负罪感;

如果一个孩子生活在鼓励之中,他就学会了自信;

如果一个孩子生活在忍耐之中,他就学会了坚强;

如果一个孩子生活在表扬之中,他就学会了感激;

如果一个孩子生活在接受之中,他就学会了爱他人;

如果一个孩子生活在认可之中,他就学会了自爱;

如果一个孩子生活在承认之中,他就学会了确定目标;

如果一个孩子生活在分享之中,他就学会了慷慨;

如果一个孩子生活在诚实和正直之中,他就学会了真理和公正;

如果一个孩子生活在安全之中,他就学会了相信自己和周围的人;

如果一个孩子生活在友爱之中,他就学会了热爱生活和人类;

如果一个孩子生活在真诚之中,他就会诚实和善良。

那么,你的孩子生活在什么之中呢?

在大多数的现代社会中,教师是和青春期学生关系最紧密的社会环境之一,也是青春期学生的社会交往的主要环境之一。在课堂上,教师的思想和行为直接影响青春期学生三观的建立与对社会文化的标准的理解。比如,教师的管理方法各有不同,青春期学生能准确地感受到教师的个人差异,并且会有相应的行为表现。

1. 对攻击性行为的影响

青春期学生的攻击性行为最容易受到教师的影响。因为教师对攻击性行为的态度不同,抵制的具体情况也会因班级不同而不同。如果教师纵容该行为,会使同伴对攻击性行为的抵制变得缓和起来;教师对攻击性行为的愤恨会使青春期学生更加抵制这种行为;教师的爱心和照顾会使青春期学生更加包容攻击性行为。教师对攻击性行为的态度能够给青春期学生完全不同的信息,青春期学生也会有相应的行为反应。

2. 对社会性退缩的影响

青春期学生的社会性退缩也会受到教师的影响,可是程度要小一些。教师的移情态度有助于缓解社会性退缩和自我知觉之间的负面关联。教师对攻击性行为的否定态度对此也有相同的影响。也就是说,社会性退缩的孩子会对自己在班级的社会能力信心加强,而且教师更同情他们,而不是那些有攻击性行为的青春期学生。

第一，教师对社会性退缩行为的移情与保护的态度也许会很大程度上削弱同伴对社会性退缩行为的否定看法。

第二，教师接纳这些有社会性退缩行为的青春期学生会对同伴接受他们产生积极的影响。

3. 对亲社会行为的影响

亲社会行为一般情况下并不受教师的影响，同时也没有太大的班级差异。亲社会行为和同伴的抗挫折能力以及知觉到的社会能力都有比较明显的正相关关系。除了遵守社会标准以外，亲社会行为也和积极的自我知觉相关。假如亲社会行为维持了班级的社会标准，那么它的积极作用应该是不会改变的。

七、青春期的友谊

青春期的友谊有六种基本的作用：

第一，"陪伴"的作用。友谊给青春期个体提供了熟悉的伙伴，他们愿意聚在一起，并且共同参加一些相互合作的活动。

第二，"刺激"的作用。友谊为青春期个体带来了有趣的信息，使人感到兴奋、快乐。

第三，"物理支持"的作用。友谊会提供时间、资源以及相互的帮助。

第四，"人格的自我支持"的作用。友谊会提供支持、鼓励与反馈，这有利于青春期个体维持他们对自我的能力、魅力以及个人评价的肯定。

第五,"社会比较"的作用。友谊提供信息让青春期个体知道他们自己和他们的立场是什么样的,以及他们自己所作所为的对与错。

第六,"亲密"的作用。友谊为青春期个体提供了一种温暖的、亲密的、信任的相互关系。

第五节　青春期的问题行为

第一,我们需要比较一下偶尔的尝试行为与持久的危险行为或者麻烦行为。

第二,我们比较一下那些在青春期才开始的问题与那些在以前就已经发生的问题。

第三,青春期个体所遇到的很多问题从本质上说是相对暂时性的,进入成人期之后这些问题就会得到解决,很少有长期的影响。

一、青春期问题行为特点

青春期问题行为的范围是很广泛的,其严重程度各不相同。有一些青春期个体的问题行为是短期的,而另外一些则可持续很多年。有些问题行为更有可能在某一发展水平出现,而不是发生在另一发展水平。例如,恐怖在儿童早期是比较普遍的现象,很多与学校有关的问题在儿童中后期也可能出现,而和药物有关的问题则在青春期更多一些。有研究表明，抑郁、逃学、药物滥用等行为在青春期个体身上比较多。

来自社会下层的青春期个体比来自中产阶级背景的青春期个体更容易出现问题。社会下层青春期个体出现的大多数问题是属于失控的外化问题行为——比如破坏别人的东西、打架等。如果有以下这些情况的话，他们的问题可能会更多：在家里和成人的交往比较少、亲生父母未婚、父母分居或者离婚、生活在靠社会援助为生的家庭和生活在有家庭成员接受心理治疗的家庭。

二、影响因素

诱发青春期个体出现问题行为的因素一般包括生理的、心理的、社会文化的因素，以及这些因素的交互作用。

从生理因素看，个体身体上的功能失调被认为是造成问题行为的原因，这主要包括大脑的运作过程以及遗传因素对异常行为的影响。这一点在"医学模式"中较明显，心理障碍通常被当作是有其生理原因的医学疾病，所以行为异常通常被看做是心理"疾病"，患者是"心理医生的病人"，他们应该由"医生"进行治疗。

从心理因素看，扭曲的思维、情绪不安、不当的学习以及较差的人际关系等是导致异常行为的原因。比如，早期紧张的亲子关系、错误行为被强化等。

三、特殊儿童与青少年常见精神障碍

1. 发展障碍

发展障碍或发展迟缓指的是"未满六岁之婴幼儿因生理、心理或社会环境因素,在知觉、认知、动作、语言及沟通、社会情绪、心理或自理能力等方面之发展较同年龄显著迟缓。但其障碍类别无法确定者,其鉴定依婴幼儿发展及养育环境评估等资料,综合研判之"。

发展迟缓儿童通常身体病弱,大肢体(如手臂、腿)的动作缓慢,平衡感失调,且呈现无力状态,小肌肉(如手指)无法灵活运用。而且也有语言发展落后,无法表达自己的需求。社会与情绪行为发展较为缓慢,无法与人建立良好互动关系。注意力也欠佳,因此也容易同时伴随各种学习障碍。

2. 行为障碍

多动性品行障碍(Conduct Disorder)、对立反抗症(Oppositional Defiant Disorder),或其他非特定的行为问题等。这些儿童与青少年常常造成父母师长的困扰与不谅解,也衍生亲子或师生互动上的困扰。

3. 情绪困扰

所谓严重情绪障碍是指长期情绪或行为反应显著异常、严重影响生活适应者,但其障碍并非因智能、感官或健康等因素直接

造成之结果。六个月以上常表现在学业方面,无法专注于学习的任务,而将大部分的时间花费在与学业无关的事上,造成学习成绩不佳。严重时会出现焦虑或抑郁,或是以身体症状来表现潜藏的焦虑或抑郁情绪,即所谓的"躯体化"现象,或者有重复性及强迫性的行为。

第六节　青春期的心理干预原则与技巧

一、基本原则

1. 配合心理发展阶段

正确认识青春期的认知水平、沟通的能力与习惯,以及所面临的心理发展上的主要问题。需要认识到青春期是一个生理发育和心理健康的重要阶段,因此需要体会到他们的心理状态,用他们的常用语言进行沟通,尽量以朋友的心理与关系相处,增加其配合性,取得其信赖与合作。青春期的孩子就像一颗青苹果,也许个头挺大,但青苹果再大也是青苹果。

2. 病理的性质

根据病理的性质给予适当的矫正。比如,针对常使用内向性的方式(如躲避、幻想)去处理困难的青春期个体,要引导他们如何能运用语言表达及实际行动来处理其遇到的困难。

3. 应用青春期个体的心理特性

治疗青春期个体要善于运用他们的心理特性。这主要包括他们的伸缩性、过渡性、模仿性、成熟性等特性。要了解他们的心理与行为的可伸缩性；他们所表现的问题通常是过渡性的，很容易雨过天晴。如果有明显的应激，若能用音乐治疗解决问题，则预后效果较好。

另外，青春期个体喜欢模仿，要尽量提供好的、正面的榜样，他们会自然地学习模仿。由于青春期个体还处于发展的过程中，要尽量挖掘其本身的潜在优点，帮助他们自然成长。

4. 运用家庭关系与环境关系

由于青春期个体尚未完全成熟，他们仍要依靠家里的父母，也容易受老师、同学及朋友的影响，辅导上不但不能忽视，还得善用。特别是面对那些与家庭或学校有关的问题，仅仅做个人的心理咨询还不够，随时要考虑对父母进行辅导，甚至要进行家庭心理辅导，也要多与老师联系，这样全方位进行才能提升效果。

5. 利用潜在的条件引导成熟

辅导青春期个体的另一要点，就是注意时时考虑如何让他们发挥自己的潜能，不仅仅是去解决问题，还要帮助他们成长与成熟。辅导者不能过分地保护、照顾，或给予多余的帮助，结果让青春期个体失去了自我成长的机会。

二、基本要领

1. 建立友善的关系

对青春期个体的辅导成功与否取决于是否与他们建立起良好的关系。

2. 讨论并澄清保密问题

为了减少他们的戒备心,一开始就要提及隐私及保密的问题,承诺青春期个体与辅导者之间所谈的细节属于保密内容,而何种内容在何种情况下必须转告父母及老师等。

3. 多注意现在,少挖掘过去

与青春期个体进行心理交谈的内容应多注意现在的事,特别是其当前所关心的事。

4. 提供生活经验,促进模仿与认同

特意多谈谈青春期个体的生活与行为,帮助他们积累学习和生活的经验,并且能够模仿与认同。

5. 注意父母的辅导与教育

辅导过程中也要多用点时间在父母身上,即所谓的对原生家庭的了解,帮助家长教育好他们的子女。有不少父母虽然能养育孩子,却缺少教育青春期个体的经验,需要专家对他们进行指导。特别是青春期个体对代表权威的父母常有反抗性,做父母的会不知所措,也很容易影响情绪。由于青春期个体大多是跟父母生活

在一起，只要父母能适当地教育成长中的孩子，就会事半功倍，提升辅导的效果。

6. 提供与父母、老师不同性质的辅导

父母或者老师，甚至是学校的辅导员习惯用讲道理或训导的方式来应对青春期个体。因此，有经验的专业辅导者应该避免重复这种认知式的教导，否则与家长或老师没有什么区别。要站在青春期个体的角度来体会，要替他们着想，扮演他们的"代辩者"或者保护者，这样才能得到他们的信赖。辅导者的职责是先同情、体会、提供帮助，然后逐渐地帮助他们如何去寻找适当的应对方式来有效地处理问题。

7. 建议用陶笛与音乐治疗来防治青少年青春期共同心理障碍。

青少年正处于青春期的叛逆，同时身体的发育又容易造成青少年生长期的心理障碍，产生对异性的一些好奇或者好感，从而产生矛盾，所以在孩子们心理焦虑和不知所措的时候，用音乐来对青少年进行情绪的调整是最好的方法。第一，建议每周的音乐课最好加成两节。不要认为音乐对人没有作用，它不仅对心理有作用，而且对大脑的全脑开发也有积极作用。因为音乐可以无障碍地进入身体，可以对大脑神经网络起到促进和维护的作用。在乐器选择方面，陶笛是中国传统乐器，且陶笛是土做的，土益脾，陶笛曲容易让人心境平和、减少躁狂并且进入音乐的宁静状态，所以陶笛对青少年心理障碍的防治是有极大的好处的。第二，建议在音乐课之外单独开设陶笛课或者陶笛课外社团，组织他们学陶笛、吹陶笛、演奏陶笛，让他们有展示自己的机会。因为有的青少年可能学习成绩不好再加上生理发育，从而导致焦虑，而展示自己的这个过程可以让人拥有成就感，从而转移注意力。

第二章　中老年的心理特点及应对措施

第一节　中年期的一般特征

中国已进入老龄社会,中年人的工作和生活压力很大,老年人的身体衰老和内心孤独等问题突出,导致中老年人容易患有多种心理疾病。

一、生理特征

中年期一般是指 30 至 60 岁这漫长的 30 年。到了中年,人便已达到全面成熟时期,一方面是身体机能的健全与完善,保持着机体的健康状态;另一方面是机体与环境的相互协调,在集体中能出色完成任务。因此,中年人在体魄、精力、知识、经验方面逐步走入正轨,得到完善和提高,成为社会的中坚力量。但又因为接触到的事物增多和社会生产力的发展,他们也将承担更多方面的压力。比如,父母步入老年,需要赡养;儿女逐渐成长,需要抚育等。而伴随着年龄增长,生理机能也开始下降,精力不再旺盛,许多疾病开始接踵而至。有报道曾表明:年龄对人的重要影响是对心身疾病的发生、发展和转归等方面的综合影响,医学界曾把中年期定义为"危险期"的年龄阶段,疾病的发生率较高。

二、心理特征

1. 心理发展日趋成熟

人到 40 岁,知识增多,见识日广,认识问题有了相当的广度、深度,不再为表面所迷惑,遇事冷静,即使遭遇复杂事物也不至摇摆不定,故也称"不惑"之年。至 50 岁,经验更丰富,学识愈深广,上知天文,下通地理,处事更稳重妥善,故称"知天命"之年。

2. 智力发展到最佳状态和体力逐步的衰减

人的生理机能到了中年以后,也将逐步下降,随年龄增高,老化的速度也必然会越来越快。唯有心理上的机能,在成年期仍随年龄的增加而增长,到 60 岁左右开始退化,80 岁以后则快速退化。中年人的单项心理能力,虽也是处在逐渐下降的过程中,但其全部心理能力的综合即智力,仍然在继续发展和成熟。主要表现在能独立进行观察和思维,具备独立解决问题的能力,感觉思维敏捷,判断力准确、注意力集中、记忆力旺盛、能适应和把握环境、善于联想,情绪也趋于稳定。

3. 意志坚定

中年人的自我意识明确,了解自己的能力和所处的社会地位,能够决定自己的言行,有所为而有所不为。对既定目标勇往直前,遇到挫折不气馁。同时也有立志的目标并选择实现的途径。

4. 个性稳定

中年人在几十年的社会实践中建立了自我意识,表现出稳定的个人风格、信念、兴趣、气质,性格存在明显特征。

5. 社会事业责任重、压力大

中年人由于工作担子重,在各单位是中坚力量,所以需要付出艰辛的劳动,周而复始的繁忙工作易导致持续紧张。从家庭来说,中年人又经常为子女的教养、学业、道德品质及社会适应能力而担心;需要赡养年迈体弱的老人,有时又无法做好,也常引起伤感。

第二节　中年期的主要心理问题及调适

从生理上来说,中年人的体质已不如年轻时那样健壮,多种生理机能缓慢地出现减退的现象,重要的内脏器官如心、肺、肾的功能在不知不觉中减弱或慢慢老化,免疫力下降,内分泌失调。与此同时,中年期又是心理负担、心理压力最重的时期。

一、心理压力超负荷,出现心理疲劳

人们常说身心疲劳,指的是疲劳的两个方面:身体疲劳和心

理疲劳。中年人的心理疲劳是指由于长期的精神负重,在事业开创、人际关系处理和家庭角色的扮演,以及对事业和家庭不断权衡方面,总是处于一种思考、焦虑、烦闷、恐惧、抑郁的压力之中,使人陷入"心力衰竭"的状态。

1. 常见症状

(1)早晨起床后,浑身无力、四肢沉重、心情不好,甚至不愿和别人交谈。

(2)学习、工作不起劲,什么都懒得做,工作中错误多、效率低。

(3)容易感情冲动,神经过敏,稍遇不顺心的事便大动肝火。

(4)眼睛易疲劳,视力迟钝,全身感到不舒服,如眩晕、头痛、头重、背酸、恶心等。

(5)困乏,但躺在床上又睡不着,睡眠浅且多梦。

(6)没有食欲,挑食,胃口变化快等。

2. 心理调适建议

(1)建立和谐的家庭关系

和谐的家庭关系,就是指夫妻双方的妥协和相互包容,与子女的关系和睦和谐。

(2)善于交往,接纳他人

在人际关系中,乐于与人交往,做到以诚待人,不损害他人,利己利人。

（3）量力而行，学会放松

中年人要权衡自己的精力和时间，停止超负荷运转，适当参加一些体育活动，松弛一下神经，锻炼锻炼筋骨。

二、更年期神经症是更年期的疾病

更年期神经症患者多伴有长期精神紧张或精神创伤等问题。临床表现如失眠、头昏、头痛、注意力不集中、记忆力下降等神经衰弱症状外，还突出表现在情绪不稳定、易怒、烦躁、焦虑，同时伴有心悸、潮热、多汗等植物神经症状。有以上症状的中年人时时处处易表现出紧迫感，对个人和家庭的安危、健康格外关切，关注自己躯体的微小变化，担心会得什么严重疾病，常因躯体不适而四处求医。

如何应对更年期神经症呢？

（1）去医院进行系统检查。

（2）了解该年龄段生理、心理特点，尤其是更年期可能遇到的各种心理疾病。

（3）培养豁达开朗的性格，对什么事都要往好的方面想，而不是总想其阴暗、狭窄的一面，毕竟世上的美好比丑恶要多得多。

（4）用音乐来疗愈心理疾病，学习唱歌或一门乐器。

（5）协调好人际关系，争取朋友、同事、邻里的帮助和支持，最重要的是依靠自己亲朋好友的感情系统支持。

三、更年期忧郁症

患者有持续性神情紧张、焦虑、全身不适、早醒,整日惶恐不安,有大祸临头感。经常长吁短叹,自责自罪,拒食。若出现疑病妄想,又会认为自己无药可救。对自己的过去自责,对现在觉得困难重重,对未来担心害怕。即使如此,病人对自己和家人依然关切,常表现出愁眉苦脸、坐卧不安、搓手顿足、流泪哭泣等。一些植物神经症状如心悸、潮热或发冷、出汗、肢端胀麻、头晕等亦很常见。严重时可出现自杀企图或行为。

瑞典大科学家诺贝尔一生业绩卓著,但由于他理想爱情破灭,再加上经受不住弟弟在试验中被炸死、无休止的经济谈判及专利诉讼等打击,患上了忧郁症。"一切不利影响中最能使人短命灭亡的,是不良情绪和恶劣心情,如忧郁、颓丧、畏惧、贪求、嫉妒和憎恨。"

认知领悟疗法有助于缓解更年期忧郁症,具体建议如下:

(1)找认知盲点

人们在生活中总有自己不知道的地方,总有自己不理解的方面,总有自己忽视的东西。心理不足与认知不足有很大的关系。

(2)找自己的优点

我们习惯自责、常常自卑,请学会每天写出自己的 5 个优点。

(3)找生活的支点

我们在不同的年龄段会有不同的人生目标,可以树立新目标让自己找到生活的新支点。

四、疑病症和恐惧症

有些中年人过分担心疾病,往往将中年人身心衰退的某些症状看成是大难临头的象征,总怀疑自己得了绝症,为此忧心忡忡、杯弓蛇影、草木皆兵。这类疑病感是一种无形的心理压力,经常处于这种心理状态必然影响生理机能,削弱机体的抗病力,从而给疾病的侵袭大开方便之门,使高血压、冠心病这些心身疾病更易发生。

如何应对疑病症和恐惧症呢?

(1)给对方有关这方面知识的咨询,并以放松训练法调整其情绪。

(2)顺其自然

顺其自然,不去理会身体的不适反应。

(3)积极暗示

一句话惊醒梦中人,学会积极自我暗示。

五、固定观念

固定观念不是指一般的固执,而是指发生在某些中年人身上的一种病态的顽固执拗。

如何转变固定观念呢?

(1)重建认知结构

心理咨询的重点是认知重建。使对方认识到自己已经生活在改革开放的年代,认识到自己的观念已落后,跟不上时代的步伐,应努力改正这种僵化的观念,适应社会和时代的需要。

（2）实践验证

多到邻居、亲戚家四处走动,参加各种社会活动,观察感受别人是怎么快乐生活的。

（3）学习陶笛与音乐治疗,学唱一些积极向上的歌曲。

六、婚姻适应不良

两个不同地区、不同学历、不同性格、不同生活习惯、不同兴趣爱好的人结婚后,有的人由于对婚姻的准备不够充分,婚后适应不够理想,甚至感到失望,以至矛盾重重。有的人不能认识自己的不足,把一切问题归罪于对方,易导致家庭矛盾升级。

七、职业适应问题

事业的成功会给人们带来喜悦,促进人们的心理健康,但失败却容易使人失望沮丧。

如何正确看待职业适应问题?

（1）客观的工作环境不如意

如领导者的才能、同事间的合作、对工作成绩赏罚标准的公平合理等社会环境,及工作场所的舒适、必要的设备工具、个人生活条件的方便等。

（2）主观的自我实现有阻碍

工作有深度，对个人能力是一种挑战，如个人全力以赴，可施展才能、发挥抱负、达到自我实现而获得成就感。

（3）职业的未来展望

由工作中获得的经验、成就随工作表现而增长，责任随成就而加重，所得物质报酬及社会地位也随个人成就而提高，这样才能使人觉得工作有希望有前途，才能兢兢业业工作。

（4）工作之外，应丰富业余生活

第三节　老年期的一般特征、主要心理问题及调适

生老病死是一种自然规律，任何人都无法避免。但当个体真的到了老年时期，却不容易客观、公正地接受自我衰老的现象，往往不同程度的存在一些问题。

一、老年期的一般特征

1. 生理特征

生理机能衰退、疾病增加，致使心理功能老化。

2. 心理特征

一方面，离岗后社会职能和生活环境的转变使老年人的心境面临着新的适应；另一方面，长年积累使老年人的习惯心理、个性

独具特点。

二、老年期的主要心理问题及调适

1. 衰老感

衰老感是个体意识到自己已经老去的一种主观体验。首先老年人感觉到身心状态的变化，各方面能力的降低。如气力衰竭、步履维艰、头发花白、牙齿脱落、易疲劳而恢复缓慢、食量减少、工作效率低等。其次，感觉到社会环境的改变。如退休、子女分居、老朋友或亲人死亡等。再次，别人把自己奉为老人，在生活上处处当老人对待，口口声声"老人家""老前辈"，极易产生迟暮之感。衰老感一旦产生，就意味着这个人的精神已经老化，失去了生活的积极性。由此可导致意志衰退、情绪消沉，进而加速生理上的衰老和心理功能的弱化，导致旧病经久不愈，或是诱发新的疾病。

2. 离退休综合征

当老年人到了适当年龄，就要离开工作多年的职业岗位，脱离整日繁忙的工作，开始清净地安享晚年。但有的离休老同志却由于适应不了所处环境和生活规律的突然改变，往往会出现情绪消沉和偏离常态的行为，有种被社会抛弃的感觉。甚至还由此引发其他疾病，严重影响了健康。退休后抑郁伤感是导致这种综合征的主要原因。

离退休综合征的主要表现:坐卧不宁、行为重复、犹豫不决,不知道该干什么好;注意力不能集中,做事经常出错,性情变化明显,易急躁和发脾气,对任何事情都不满意,总是怀旧;易猜疑和产生偏见;情绪忧郁,失眠、多梦、心悸、阵发性全身燥热等。一般而言,事业心强,好胜而善争辩、严谨而偏激、固执的人发病率较高;无心理准备而突然退下来的人发病率高且症状偏重;平时活动范围大而爱好广泛的人很少患病,女性较男性适应快,也较少出现离退休综合征。

(1)一般心理反应

① 失落感

离开了工作岗位,老年人的生活圈一下缩小,无事可做,朋友也减少,生活一下变得清闲,无所事事,感觉比较空虚,这些都会干扰情绪、影响心理平衡,从而产生老年人的失落感。

② 空虚、寂寞感

退休后的生活使他们从劳动和创造财富的火热生活变为平淡的退休生活,往往使人感到不习惯。甚至会感到生活似乎变得无聊,没有意义了,容易产生孤单、空虚、寂寞的感觉。如果不能及时地调整心态,转移注意力,寻找到合适的生活方式来充实自己,就会感到难以适应,从而精神上产生烦闷、空虚、无所适从和情绪压抑。而且退休以后,部分老人跟随子女来到陌生的城市,其社会交往的空间更是缩小,没有熟悉的老朋友,没有熟悉的环境,因此他们更会感到寂寞,感到闭塞和生活空虚。

③ 怀旧

退休后的空闲和失落,易使老年人沉湎于对往事的回忆,追忆过去美好时光,但反而易产生"无可奈何花落去"的遗憾。久而久之,则心情抑郁,性格孤僻。

④ 自我防护,希望进一步得到周围人的关心

退休就意味着离开原来的工作岗位,意味着职权的丧失。而且,对大多数老年人来说,离退休既失去工作,也意味着经济收入的下降,从而可能影响在家庭中地位的变化。这样退休者自然会产生一种强烈的自我保护心理。比如希望单位能够一如既往地重视自己,喜欢别人用原职务来称呼自己,需要得到周围朋友、亲人的继续关注和关心。

⑤ 希望获得尊重

一旦退休,意味着个人在社会中的位置发生变化。他们在社会生活中的位置也由"举足轻重"变为"无足轻重","人一走,茶就凉"的感觉也就容易产生。因此,有些退休同志经常主动向单位领导提各种工作建议,表达自己观点,以引起领导重视。

⑥ 恋友

退休后原同事关系逐渐疏远,老朋友相继离世,配偶死亡,子女不在身边等,都会使老年人感到凄凉悲切、忧郁孤独。

(2) 心理调适建议

① 转移遗忘法

对于那些确实可气、可恼、可怒、可忧的事,要尽快转移注意

力或遗忘。其办法是:把不良情绪适当释放后,去找一件自己很投入的事情干,全身心投入进去以转移自己注意力,让不良情绪随着时间推移而淡化,慢慢遗忘。

② 笑疗

据专家介绍,笑不仅能治病,还能使大脑皮层形成一个特殊的兴奋灶,使其他区域被抑制,从而使大脑得到休息,有助于消除疲劳、驱散愁闷、消除紧张情绪。在不高兴时放声大笑或者找一些笑话来读,找一些漫画来看,再看一下电视节目,特别是小品、相声等节目。

③ 投入老年活动

当老年人产生失落感的时候,可以去找当年的同事或邻居下一盘棋,吹一下牛,调节一下心情。同时,参加老年大学,参加社区活动,并在其中当一个无关紧要的"领导职务",让老年人感到自己的力量犹存。心理医生也要求家属营造一个愉快的氛围,让老年人感到家庭的温馨。

(3)心理调节与保健

① 正视退休这种生活现象,提高心理承受力

退休是每一个人都必须经历的,是一种正常的社会生活现象。它是社会生活中自然的新陈代谢,是社会发展客观规律的一种反应。只有不断地进行新老的更替,社会才会发展。因此,老年人应当正视这种现象的存在,要在离退休前做好心理准备,思考离退休生活应当怎样度过,并着手做好相应的准备。老年人要

逐步做好角色转换的准备工作,少考虑些职业活动,多考虑离退休后的生活,才能提高心理承受力,减轻因退休而产生的挫折感。

②　尽快找到退休生活的定位,及时调整情绪

退休后,由于原有生活规律被打破,许多退休者会产生身心方面的不适,所以要安排好离退休后的生活,尽快给自己重新定位。比如,进老年大学深造、定期到老年活动中心锻炼等。或者为家庭或子女发挥余热,帮助做些家务,减轻负担,同享天伦之乐等。这样工作上有了目标,精神上就会有所寄托,才能实现心理平衡。

③　要重视退休人员的作用,为他们创造条件以发挥余热

退休人员有丰富的工作经验和技术,是国家的宝贵财富。只要身体能行,可以让他们继续做一些力所能及的工作,如果个人及单位许可,可以返聘回原单位或其他单位,从事其力所能及的工作,继续为集体、为国家发挥余热。或者可以从事一些公益活动,如组织社会力量办学、办企业和其他一些公益活动等。事实证明,老年人离退休后只要身体条件允许,完全可以在新的天地里大有作为。

④　乐观、豁达、自尊自重,保持有规律的生活和运动

退休后的急剧变化使得有些人难以适应而诱发疾病或加快衰老。因此,老年人退休后应多参加力所能及的工作或社会公益活动,使精神生活充实。而且退休之后没有了工作压力,可以利用空闲时间投入业余爱好中,如养鱼、种花等可使精神有所寄托,

忘记忧愁和烦恼。多参加各种社会活动和老年团体活动,养成有规律的生活习惯,适度运动,将有利于余生的健康和幸福。还有书法、音乐、绘画等艺术爱好,能够陶冶情操,使情绪平静,有益于老年人的身心健康。

⑤ 用陶笛与音乐治疗恢复身心健康

中国古代典籍《黄帝内经》中有五行对应五音、五音对应五脏的说法,陶笛与音乐治疗是恢复身心健康的一种好方法,我们将在后面章节详细介绍。

3. "空巢"孤独感

人类是群居的动物,害怕孤独。尤其是老年人,对于孤独可能达到恐惧或害怕的程度。子女远走高飞,年轻人离开家庭踏上社会,老年人告别社会重返家庭后,尤其显得"孤苦伶仃"。他们一旦感受到"空巢"的孤独,心理或情感的支持系统往往趋于脆弱。若自身又疾病缠身,更易对自身的价值表示怀疑、消极悲观,甚至产生近乎绝望的情绪,严重者还会快速加入老年痴呆的行列。老年人只要心智尚在,是可战胜"空巢"孤独感的。首先,应看到社会的进步,新时代重任由一代一代年轻人去担当,"尊老爱幼"改为"尊幼爱老"也无妨;其次,探寻家门内外各种休闲娱乐之道,养花逗鸟、走亲访友等,优哉游哉、身心怡然。此外还可寻觅爱侣,共度余生。

心理调适建议如下:

① 发泄疗法

当感到无人说话时,建议听听评书节目,精彩的地方完全可以拍腿叫好。还可以通过演奏非洲鼓来发泄情绪。

② 家庭支持

家庭成员明确表示需要老人在身边,让其有被需要的感觉。

4. 恐病症

有一部分老年人本来身体很健康,但是看到同龄好友生病或病逝后,也觉得身上这痛那痛,固执地认为自己也患上了某种疾病。虽经检查未发现异常,但自己仍不能消除疑虑,由此产生恐惧悲哀等消极情绪,给工作及家庭生活带来不必要的影响,这就是恐病症。

(1)原因

① 缺少学习导致认识能力下降

面对身体素质的每况愈下,有些老年人总要求自己的身体状况像年轻时一样强壮,对那些生物性衰老、健康状况的"自然滑坡"认识不够,而对一些慢性病未引起足够重视,病情加重了才意识到严重性,并由此产生恐惧心理。

② 敏感多疑

老年人比较空闲,时间多,往往多思善虑,经常把自己身上的不适与科普文章上的种种疾病对号入座,并自以为是,而表现出高度敏感、关切、紧张和恐惧。

③ 环境的刺激

老年人经常去医院探望病人或参加追悼会看到别人患病或

去世,总觉得别人的今天就是自己的明天,常怀疑自己患病,惶惶不可终日。此外,老年人患慢性疾病者较多,家庭中的环境、气氛不和谐、负面刺激,及周围人群对自己病情的反应,哪怕是一句话、一个动作、一个表情,都会引起病人惶惶不安而产生恐病情绪。据研究,老年妇女的疑病观念显著多于老年男性。

(2)心理调适建议

① 老年人应定期做身体检查。身体感觉不适,要及时到医院检查就诊,不要胡思乱想,自作主张、随便服药。即使有了病,也要正确对待,对疾病采取"既来之,则安之"的正确态度,积极治疗,积极生活。

② 多参加集体活动,培养多方面爱好。

③ 创造一个欢乐、开阔的环境,学会宣泄恐惧情绪。

5. 人老话多

俗话说:"树老根多,人老话多。"人上了一定年纪,说话往往重复啰唆,喜欢忆旧,固执己见。老年人的言语障碍表现有失语、错语等不同形式,这多由神经系统及其他疾病造成。心理学家认为人老话多这一现象与心理和生理有密切关系。一方面,老年人的记忆力衰退,对很多事情记不住,甚至记不住自己说过的话,所以就反反复复唠叨;另一方面,老年人由于精力不足,许多事情不能直接参与,同时在人际关系上的退缩,增加了对自己的注意,关注于自我世界,他们更多地借助于话语来表达自己,维护自身尊严,自我防卫;老年人津津乐道陈年旧事,炫耀以往的功绩,都是为了寻得心理上的慰藉,以摆脱现实的寂寞。所以老年人总显得那么啰啰唆唆、无休无止,应当予以理解。

6. 记忆障碍

记忆是老年人最关心的问题,多数老年人感到最苦恼的是记忆力衰退。在生活中,我们经常听到老人说:"我的记忆真差,东西放到哪里一转眼就忘了。"老年人记忆障碍通常是自然衰老的现象。老人对陈年往事能记忆犹新,而对新近接触的事物或学习的知识却忘得快,尤其人名、地名、数字等没有特殊含义或难以引起联想的东西忘得更快。生活中,老年人记忆障碍往往带来诸多不便,如烧开水后忘了关火;刚介绍过的客人的名字转眼就叫不出;把门关上才想起没有带钥匙;老花镜架在额头上还到处找;等等。据统计,70 岁健康老人的脑细胞数量要比 20 岁健康年轻人的少 15％,脑的重量也减轻 8％～9％,周围神经传导速度减慢 10％。另外,老年人的视力严重下降,视力超过 0.6 的只占 51.4％。这些自然衰退使老年人要为回忆某人、某事、某日期,比过去耗费更多的注意力和时间,使得他们记住重要事情的能力大大下降。

那么,如何认识和预防老年人的记忆障碍呢?

首先,要认识老年人的记忆特点。老年人瞬时记忆和年轻人相差不大,短时记忆明显比年轻人差,那种放下东西就忘的现象,往往出现在老年人的身上。至于长时记忆,老年人在记忆未衰退前接触过的事物,长时记忆保存完好,而对衰退后接触过的事物,长时记忆明显下降。老年人的意义识记好，机械记忆不如以前。意义识记是依靠理解的一种识记，也就是通过领会精神、融会贯通其内在联系来实现识记，老年人的这种能力不比年轻人差；而靠机械重复的死记硬背，老年人明显不如年轻人。另外，老年人的再认识保持完好。对遗忘也要具体分析，要求老年人不要别人经常提醒，能记住一些重要的事情，但不能要求老年人什么都记住。老年人的记忆总的趋势是随着人年龄的增长而下降，但下降的速度并不大，不像有的人想象的那么可怕。

其次，要掌握记忆保健的方法。一方面要多用脑、勤用脑，使大脑处于一种积极功能状态。

① 有明确的识记目标，重要的事情要强迫自己用大脑长期记住它。

② 调动各种感官一起来记，即用耳听、眼看、口读、手写几种感官同时并用，以加强记忆。

③ 把需要识记的材料理解后进行分类，编码记忆存储，以便于检索、提取，有的还可以编成顺口溜以帮助记忆。

④ 讲究"记忆卫生"，如保持愉快的情绪，加强营养，保持大脑得到充足的氧气等。

另一方面，注意膳食平衡，补充促进记忆的食物。经过不少科学家大量研究证明，食物疗法可以增强记忆。

① 补充卵磷脂。卵磷脂是大脑中的重要组成部分，被誉为"智慧之花"。吸收后可释放胆碱，胆碱在血液中转换成乙酰胆

碱,这种神经递质能增强人的感觉和记忆功能,还能控制脑细胞死亡及降低血脂。卵磷脂多含在蛋黄、豆制品、动物肝脏中,但由于其胆固醇含量也多,故不宜进食过多。

② 补肾健脑。可选用人参粥、胡桃粥,及按压百会穴。

③ 补充碱性食物。豆腐等豆类食品及芹菜、莲藕、茄子、黄瓜、牛奶等能使血液呈现弱碱性;菠菜、白菜、卷心菜、胡萝卜、香蕉、葡萄、苹果等也能使血液呈碱性。多吃这些食品能使身体经常自律地调节成弱碱性,对保护大脑的神经细胞是有益的。

④ 补充含镁的食品。核糖核酸是维护大脑记忆的重要角色,而镁这种微量元素是核糖核酸的重要成分。含镁丰富的食物有麦芽、全麦食品、荞麦、豆类及坚果等。

7. 老年期的情绪障碍

老年期情绪障碍最常见的是老年抑郁症。抑郁主要是伴随身体疾病、丧偶等而来的痛苦以及退休、经济收入减少或社会、心理上受到的压抑,导致老年人情绪低落、沮丧、痛苦。如果忧郁状态以持续数周、数月或更长时间的情绪低落为特征,老人则自我感觉很坏,经常悲观苦闷、忧心忡忡、愁眉苦脸、落落寡合、消极自卑、低头落泪。还有对生活和事物失去原有的兴趣,说话与活动明显减少,不愿见人,自觉能力降低,对工作失去信心,感觉"万事空落,百无聊赖",食欲、性欲下降,体重减轻,伴有疑病、虚无和妄想。突发的睡眠障碍和躯体症状等都可使抑郁症状加重。在此基础上,有的老人会产生悲观、厌世情绪及自责自罪心理,产生罪恶感,生不如死、度日如年,严重者可出现自伤、自杀想法,甚至自杀行为。

据国外学者调查,退休的老年人中有过忧郁体验的占 40%～48%。情绪与健康的关系是十分密切的,美国生理学家坎农于 20 世纪初做的大量研究表明,焦虑抑郁可抑制肠胃蠕动和消化腺的分泌,导致食欲减退、心率加快、血压上升、血糖增加。某些严重疾病如心肌梗塞、高血压、癌症的发生也与不良情绪有关。

美国学者在对 250 名癌症患者调查时发现,其中 156 人在发病前曾遭受过强烈的精神刺激而发生情绪障碍。还有人发现,丧偶的男子冠心病的发病率在 40% 以上。老人的情感趋于低沉,抑郁症患病率明显高于一般人群,自杀率也明显升高。早在 100 年前,著名的自杀研究专家、法国社会学家杜尔凯姆经统计证实:自杀率随年龄增长而增高,几乎不分国籍和年代,而在各年龄组中,老年人的自杀率最高。有关资料表明,各国包括自杀在内的意外伤亡人数中,老年人比例达 50% 之高。当老年期抑郁症患者陷入孤独、悲观、厌世的阴影之中,自我意识都会受到感染,与消极厌世的意志产生共鸣,从而走上绝路。

对老年期情绪障碍的治疗应注意:

① 抑郁症患者情绪低落,往往导致自我贬抑、自责自罪、消极厌世,所以抑郁症患者发生自杀行为相当常见。鉴于这个原因,对老年人抑郁症的处理应将防止自杀放在首要位置。

② 轻度患者不需住院,可接受门诊治疗,注意丰富生活内容。

③ 身体状况差、有躯体疾病并发症或企图自杀强烈的患者，必须住院治疗。

④ 在用药的同时调整生活态度，进行心理治疗及对躯体并发症进行内科治疗。

8. 睡眠障碍

老年人睡眠的质和量均较年轻时有了很大下降。他们睡眠时间减少，入睡困难，睡眠浅，常做噩梦，易惊醒，有的还容易早醒，一般是凌晨三四点醒来后，再也无法入睡。因此，睡眠障碍让老年人感到非常痛苦。

影响老年人睡眠的因素很多，如随年龄的增长，老年人睡眠、觉醒的生理调节机制不像年轻人那么正常；睡眠模式不稳定，极易受外界环境变化的影响，如某些心理因素（亲人亡故带来的悲伤等），环境噪声的干扰；也易受体内环境变化的影响，某些躯体疾病如感冒、气管炎、关节炎、慢性疼痛、肾功能不全所致的夜尿增多，或精神障碍如抑郁症、生物钟紊乱及对安眠药物的依赖等。有学者研究发现，老人在睡眠过程中的自然醒情况要比年轻人多，且男性超过女性。许多老人常感到睡后不解乏、精神不振、整日昏昏欲睡。老人还有睡眠过多或睡眠倒错现象，晚上不能入睡，到处乱走或做些无目的的事，甚至吵闹不安，但白天则嗜睡、精神萎靡。这些都是脑功能衰减的标志。老年人的睡眠障碍问题与良好的心境、按时的作息等都有很大关系。

对老年睡眠障碍的治疗，可以从以下几个方面着手：

① 正确认识老年人的睡眠特点

随着生理、心理机能的衰退,老年人的睡眠不可能像年轻人那么好,一般而言,老年人每天能保持 6 小时以上的质量较好的睡眠就可以了。另外,睡眠时间长短并不重要,关键是第二天的自我感觉,如果精神状态很好,睡眠时间短点并无大碍。

② 创造愉快、和谐的家庭环境

子女应该从生活和精神方面关心老人,让老人养成良好的作息规律。

③ 给老人创造一个合适的集体活动条件

组织老人游览名山大川,建立老年俱乐部,使老年人有活动和交往的场所;组织老人在力所能及的情况下发挥各自的余热,使老人有用武之地;进行适度的体育活动,以增加生理兴奋与抑制的调节能力等。

④ 如果失眠严重,则需到医院就诊。

9. 老年性痴呆

老年性痴呆大多在老年后期发病,是由脑的器质性病变所引起的一种心理障碍。首先,表现在人格的改变上:患者变得主动性差、孤僻、活动减少、自私自利、以自我为中心,对周围环境兴趣减少,对人缺乏热情,难以完成原来的工作,不能适应新环境;对亲人亦漠不关心、情绪不稳、易激怒、暴怒、争吵、无故打骂人;病情严重者,甚至不修边幅、不讲卫生、常收藏杂物、缺乏道德感和羞耻感、当众裸体,甚至出现有逆道德和违法的行为。其次,还表现为痴呆综合征的症状,出现记忆障碍,对近事记忆表现为"健忘",病情加重后对远记忆也发生障碍;思考问题易偏激,不分主次,固执己见;判断力出现障碍,多疑妄想。再次,睡眠障碍也是此病的常见症状。病情严重时,病人会变得呆滞,完全丧失与人交往的能力,连洗澡、洗衣服、大小便等日常生活都不能自理。

老年性痴呆发病原因和机理尚不完全明了,目前多针对兴奋、抑郁、妄想、意识障碍等症状对症治疗。可根据中医辩证论治的原则采用中药调理,配合陶笛与音乐治疗。此外,老年性痴呆患者生活自理有困难时应精心护理。

10. 老年期幻觉、妄想症

这是人进入老年后期出现的一种类似精神分裂的幻觉和妄想状态。老年人各种机能的丧失极易引发忧郁情绪,也会给情感状态带来不安定倾向,某些性格倾向一经触发易造成幻觉妄想状态。另外,以听觉、视觉为中心的感觉系统机能的衰退导致知觉的模糊,会造成认识机能上的错误,易产生幻觉、错觉。

老年期幻觉多是假性的,内容多为听觉上的,多由老年期特有的情感性状态产生的错觉而引起。妄想多与经济财产有关,对象多为子女或其他家属、亲戚等与自己有关的人,有关系妄想、被害妄想、疑病妄想等。

11. 老年神经症

据我国有关方面调查和国外有关资料显示,老年神经症一般非初次发病,多数在青年期患过此病一直延续到老年期或是复发型患者。老年神经症大多为不安状态、忧郁状态、疑病状态以及混合型。老年人中,抑郁性神经症发病率很高,表现为情绪低落、食欲不振、头痛、便秘、失眠。由于老年人的身体机能降低,"今朝镜中逢,憔悴如枯荷"。对于保持健康有过多的不安及焦虑情绪,所以老年神经症中疑病型最多,与不安、焦虑和抑郁等情感障碍相结合,大多数反复出现食欲不佳、大便干燥、发烧、胸部郁闷等身体不适,还可表现为类似内脏腐烂的诸多疑病妄想。

第四节　老年期的心理保健

在老年社会工作中,我们尤其关注老年人的健康问题,而老年人的健康包括了生理健康和心理健康两个方面。

国内外的调查研究表明,情绪愉快、性格开朗、乐观豁达是长寿的重要心理条件。负面情绪、不良性格是老年人致病的重要原因。大量事实表明,恶劣的心理状况是诱发各种疾病的重要因素。心理状态影响健康,最重要的是取决于个体对外界刺激的认知和评价。若评价积极正确,可使心理状况趋于平衡,否则可导致心理状况趋于恶化。因此心理健康对人体健康是至关重要的,老年人的心理保健需要社会、集体、家庭的支持和帮助。

一、保持积极的生活态度

1. 保持健康和安全的需要

年龄大了要关注自己的健康,注意人身安全,比如不能摔跤。

2. 与人交往的需要

老年人的一个心理特点是人越老越需要爱,老年夫妻相依为伴是老年人良好心情的重要激励因素。家庭关系和睦,气氛融洽,敬老爱幼,共享天伦,则有利健康长寿;相反,家庭不和,家庭成员关系恶劣,致人早衰,对身心健康极其有害。

3. 自我实现的需要

满足老年人自我实现需要的关键是充实他们的生活,组织他们做志愿者、做义工,使他们能重新认识生活的意义,树立积极的生活态度。积极适度的大脑思维活动和体力劳动,还能减缓人老化和衰老的过程。

4. 树立积极的生活观念,以最大的热情去拥抱生活

感觉是一种主观的东西,而生活就是一种感觉。人以什么样的态度感觉它、对待它,它就以什么样的姿态回报你,只要你热情、积极、乐观、进取,你的生活将充满阳光。

二、退中有进

1. 不要过早产生衰老感

在生理上应服老,可根据自身的实际条件去生活,在精神上

要不服老,应把离退休看成是调换一个更适合自己健康状况的岗位,不要有任何"离岗"的想法,更不要有迟暮之感,应"老当益壮",人老心不老。人的生理年龄是不可改变的,但可以让自己心态年轻,拥有年轻的心理年龄就会活力无限。

2. 积极适应新的生活

老年人只要能注意锻炼身体,保持健康,有积极进取的精神,不产生退缩思想,对生活中的挫折能妥善处理,生活起居不依赖他人,就可以推迟产生衰老感。特别要注意着装,打扮地年轻一点也会减少衰老感。

3. 应老有所用

老年人具有丰富的智慧,既要随时而退,也要顺势而进,推进结合,退中有进。做一些适合自己特长的事,延长自己的社会功能很重要。

4. 活到老,学到老

必须勇于面对时代的挑战,活到老,学到老,坚持学习,可使自己紧跟时代的车轮前进,使自己放宽眼界,仍然生活在集体之中。老年人也能继续再学习、再成长、改善性格,以更好地适应日常生活和面对各种可能的生活逆境或压力。对于老年人易患的疾病、意外事件和心理困扰,也要多加认识,而后才能自我预防、自我解决及自我治疗。所有的了解与认识皆是学习的结果。"活到老,学到老",这是长寿的秘诀。

三、善于自我保养，"安乐之道，唯善保养者得之"

1. 适当运动可以延缓衰老

运动是最好的"保健品"，走路是最好的长寿运动。

2. 饮食与长寿

限食（又称"轻断食"）可使机体免疫力保持旺盛，并可降低导致衰老的自由基的反应水平。饮食的多样化有利于营养平衡。饮食禁忌要根据机体特点或老年病的性质而定，老年人还应戒除不良嗜好。吃好、喝好、拉好、睡好是长寿的必要条件。

3. 劳逸适度

老年人适当参加家务劳动，对于身心健康和延缓衰老均有益处；同时，读书学习也很重要，可增加信息，锻炼大脑，延缓老化；但不可过度，否则危害大脑，加速衰老。要劳逸结合，劳逸适度。

4. 保持良好心境

对于成败得失不要看得太重，才能活得自信自在，活出尊严，活出健康。对于老年人，看淡一切名利，便可潇洒自在地活着。

第三篇

音乐及音乐心理疗法

第一章　音乐与音乐心理疗法概述

第一节　音乐概述

一、音乐的概念

构成音乐的物质材料是声音,声音可分为乐音与噪音。前者指发音体持续规则振动而产生的音,有明显的音高,一般均含有泛音(发音体各部分所发的音);后者指发音体不规则振动所产生的音。把乐音按一定规律组织起来就构成了音乐。

二、音乐的物理属性

音乐是声音的艺术,声音的物理属性是音乐特性的基础,包括频率、时间、振幅、波形,与之相应的心理参量,即音高、音长、音强和音色。音乐主要分为声乐和器乐两大类,表现手段有旋律、节奏、和声、曲式、速度、力度等。

音高:频率在 16～7000 赫兹之间。

音长:以节奏与节拍形式出现。

音强:指乐器演奏的听觉范围。

音色:人的歌声和各种乐器的声音,它是由振动频率、振幅和发声过程这三种因素决定的,每一种乐器都有自己独特的音色,不同乐器的音色把我们带进了缤纷的世界。

三、音乐的特性

1. 听觉的特性

听是了解音乐的重要途径,但只有把听音乐转化为审美过程,转化为内在精神表现,才能实现音乐的全部意义。

2. 时间的特性

音乐的时间性主要表现在节奏、节拍和曲式结构上。

节奏是音乐时间的形式。节奏构成了音乐的全部时间,节奏与人类生活中许多运动形式都有密切的关系,如语言、呼吸、走路、奔跑等,节奏的形式也就是音乐运动形式。

音乐的时间性还表现在节拍上。节拍是按强音、弱音的规律周期性循环往复,每个音都具有一定时值,连接起来就构成了音乐的全部时间,如 2/4 拍以四分音符为一拍,每小节两拍,一直延续,直至结束,这就使得音乐作品具有一定的长度,比如贝多芬《第五交响曲》第二乐章共有 502 小节。

音乐的时间性还体现于曲式结构上。曲式结构是音乐时间以块为单位的运动形式,每一时间块都有不同含义,连接起来形

成音乐的完整时间,对音乐的理解必须等曲式全部结束后才能
完成。

3. 表现情感的特性

情感与人们的社会需要相联系,故又称社会性情感。社会性
情感源于社会文化因素,为人类独有,它调节着人们的社会行为。
社会性情感包括了道德、理智感和美感。概言之,情感是种心理
活动,它以认识为基础,是艺术形象思维的主要特征之一。

音乐是一门艺术,关注人的深层情感。音乐的内容就是表现
情感,而旋律是音乐表现情感最重要的因素。所谓旋律是指不同
音高按一定规律排列起来的序列,它是由音高、速度、力度与节奏
组成的乐音运动形式。旋律大致分为上行、下行、同度进行、级
进、跳进、波浪式进行,每一种组合都能表达出特定情感。

上行:指音由低向高的运动状态,这往往表现情感越来越强
烈,最后达到高潮。

下行:指音由高向低的运动状态,它往往表现情绪低落的
过程。

同度进行:这是最好的旋律进行形式,但蕴含情感十分丰富。

级进:是以调式的自然音之间顺序进行的一种进行方式,旋
律比较平稳,没有大的跳跃,表现出平静、祥和、自然、轻松的
情感。

跳进:是三度上下的音进行的方式,分小跳与大跳两种。三
度以内称小跳,表达欢欣、活泼的情感;三度以上称大跳,表达激

动的情感或使情感扩展。

波浪式进行：是乐音上行、下行等综合的运动形式，是表现复杂情感的常见方式。

4. 形象的特性

音乐的形象性包括两方面的含义，即表情性形象与描绘性形象。前者通过听觉感知到一系列有规则的音响，形成音乐听觉表象并由此引起情感体验；后者指通过联想、想象等形象思维，从音乐中获得某种"视觉"形象，其实质是一种想象的"形象"。

四、音乐学及其相关内容

音乐学是研究有关音乐领域诸问题的一门学科，即以音乐为研究对象，研究其本质、规律以及音乐与社会生活关系的学问。重点介绍一下理论音乐学与地区音乐学。理论音乐学包括：自然科学范畴的音乐声学、乐器学、音乐生理学、音乐心理学与音乐治疗学；社会科学范畴的音乐民族学、音乐经济学、音乐评论、音乐社会学、音乐教育学与比较音乐研究理论；人文科学相关的音乐史学、音乐哲学、音乐美学；音乐技术范畴的音乐歌唱演绎、音乐演绎、音乐工艺学等。地区音乐学主要有 4 种类型，即艺术音乐、交际音乐、民间音乐与部族共同体音乐。音乐学的主要内容是音乐史学、音乐哲学、音乐社会学、音乐心理学、音乐教育学、音乐民族学、比较音乐学以及音乐治疗学。

第二节　音乐心理疗法概述

一、音乐疗法的概念

音乐疗法即音乐治疗，它是指通过音乐进行的心理治疗，以音乐促进身心健康和培养人格的功能艺术观为基础，属于应用心理学范畴。音乐治疗是一个系统的干预过程，在这个过程中，治疗师运用各种形式的音乐行为、音乐体验以及作为治疗动力的治疗关系，来帮助治疗对象达到健康的目的。音乐治疗是一门融医学、理论心理学、临床心理学、康复学、音乐学为一体的交叉边缘学科。音乐治疗的内涵主要有3个方面：

其一，音乐治疗是一个科学的系统治疗过程，治疗师有系统、有目的的干预是音乐治疗的首要前提。音乐治疗师必须完成三个阶段的工作，即评估、干预和评价。

其二，音乐治疗运用一切和音乐有关的活动形式作为手段，如听、唱、乐器演奏、音乐创作、歌词创作、即兴演奏等各种活动，而不仅仅是听听音乐、放松放松，其中音乐体验是引发治疗的催化剂。

其三，音乐治疗过程必须具备3个因素，即有目标导向的音乐素材、治疗对象和训练有素的音乐治疗师。

二、西方音乐治疗发展的历史

古希腊人认为音乐对情绪和躯体健康具有特殊价值。亚里士多德是音乐治疗的先驱,他认为音乐有情绪宣泄作用。柏拉图则把音乐描述为"心灵的药物"。

文艺复兴时期,音乐不仅用来治疗抑郁、绝望和疯狂,而且医生把音乐作为预防性"药物"来使用,还把特定音乐作为改善情绪的有力工具。18世纪奥地利精神科医生、催眠大师麦斯麦(Mesmer)以音乐联合催眠术获得治疗多种疾病的巨大成功。

音乐治疗作为一门独立学科最早在美国建立。音乐治疗始于20世纪40年代二战期间,20世纪50年代美国成立了国家音乐治疗学会,1974年世界音乐治疗联合会在美国成立。20世纪70年代以来音乐疗法在国际上得到广泛应用。目前至少已有45个国家开展了音乐治疗,超过150所大学开设了音乐治疗教育专业。

第三节　音乐心理疗法的主要类型

一、即兴法

即兴法,又称即兴演奏式音乐治疗,一般选择较为简单的乐器,如各种不同的鼓、三角铁、铃鼓、木琴等,由治疗师按照一定技术引导患者随心所欲地演奏,治疗师多用钢琴或吉他参与演奏。即兴法既可用于个体治疗,也可用于集体人群治疗。用于个体治疗时,因为是一对一演奏,所以有利于建立起和谐的医患关系,有助于投射出患者的心理症结与内心情感;用于集体的即兴演奏有助于患者改善人际关系与适应社会。

音乐心理剧是一种集体治疗的形式。开始前需要准备好不用训练就能演奏的乐器,治疗师要应用音乐投射术与模仿术,把参与者带入反映自己主观感受的情绪状态,从而为患者提供支持,使其产生自发的改变。

1. 即兴创作法

奥尔夫是德国著名音乐家,他提出的即兴创作法是根据人类可以自发地创作音乐的先天倾向而设计的一套治疗模式。一般分6个阶段:准备:即进行认知和情感的准备阶段;刺激:呈现个原始观念的刺激;探究:探究原始观念;同等反应:使音乐发展与人际关系发展同步;形式化:使即兴创作保持完整形式;结束:给即兴创作的音乐一个研究的结尾。本法帮助患者得以探究自己的深层世界,并得到心理成长。

2. 即兴创作评估

这是通过即兴演奏来衡量个人的人格结构的治疗技术。音乐治疗师首先了解患者成长过程,然后出题让他演奏,继而进行音乐要素分析,最后据此推断出当事人的人格结构特征,为进一步治疗提供依据。

二、聆听法

聆听法又称接受式音乐治疗，或称感受式音乐治疗，是一种非常普遍的治疗方法，即在治疗师指导下，通过聆听特定的音乐以调整心身，从而达到祛病健身的目的。这里所谓的聆听，不是消极地听，而是积极地听，不是随意地、不在意地听，而是仔细认真地听，是一种赏析、一种领悟。一般所说的听，是指由耳朵、皮肤、骨骼来接受听觉信息，而聆听是指用心地听，指的是一种能过滤声音、选择性集中，形成记忆和反应的能力。具体来说有超觉静坐法、音乐处方法、音乐冥想法、名曲情绪转变法、聆听讨论法、投射音乐聆听法、音乐与情绪同步法等。

1. 超觉静坐法

核心是静坐聆听印度古老的甘达瓦音乐产生超觉体验，以达到天人合，进入"自然规律统一场"。

2. 音乐处方法

治疗方式采取集中聆听，每日一次，每次一小时，30天为一疗程。需要指出的是，音乐不能等同于药。一种药物在人体引起的效应基本一致，而每个人的审美情趣不同，同一首乐曲在不同的人的生理和心理上会引起完全不同的体验，所以要注意因人而异、因地制宜地应用音乐处方法。

3. 音乐冥想法

本疗法通过聆听音乐达到尝试放松，在日、美等国甚为流行。

4. 名曲情绪转变法

选用贝多芬交响曲可以消除抑郁，以斯特拉文斯基的音乐缓解焦虑。

5. 聆听讨论法

本法在美国最常用，可由个人选择自己人生某阶段特别有意义的歌曲或乐曲，聆听并回忆当时的情景，这就成为敞开心扉的突破口，有助于克服心理障碍与心身疾病。

6. 投射音乐聆听法

本法的形式是听音乐、编故事，故事要有时间、地点、人物、场景和情节，借以投射出病人深层心理。

7. 音乐与情绪同步法

即音乐共乘法，首先宣泄负面情绪，然后逐渐引导与调整。

三、主动法

主动法又称"参与式音乐治疗"，或称再创造式音乐治疗，即引导患者直接参加到音乐活动中去。治疗者要运用专业知识进行音乐作品的深入分析，应在患者感性听赏的基础上，以一定的方法和观点，对音乐作曲中的曲式结构、主题、旋律、配器、和声、节奏、主题发展、风格乃至创作背景、体裁以及作曲者的世界观、风格、创作方法、创作特征进行分析，进而指点迷津，以得到行为的改善。治疗者还要指导治疗对象在演唱演奏中获得成功，努力学习音乐技能。具体方法有工娱疗法、参与性音乐治疗、创造性音乐疗法、击鼓疗法、吹弹疗法、歌唱疗法等。

1. 工娱疗法

该疗法是由治疗师与患者共同参与音乐活动，运用音乐的娱乐功能，引导患者在演唱或演奏中表达情感并得到愉悦，以促进相互交流和改善人际关系，这疗法主要用于住院患者的康复期以及精神病患者。

2. 参与性音乐疗法

本疗法或称"音乐操作"，主要用于慢性精神分裂症，旨在激发患者自身活力与情感，具体方法包括乐曲练习、节奏练习、旋律发展练习、乐器演奏等。

3. 创造性音乐疗法

本疗法主要针对儿童的心身困扰，是由美国纽约大学鲁道夫和罗宾斯创立的。他们认为每一个正常的儿童都具备一定程度的音乐能力，当一名儿童某种音乐能力缺失时，就意味着其生理或心理出现了障碍。因此训练好了儿童的音乐技能，其心身问题就随之而得到解决。

4. 击鼓疗法

本疗法源于人类原始部落，是一种"脑力激荡练习"，能给人以全新感受,能与人的呼吸、心率共振而具有治疗功能。

5. 吹弹疗法

本疗法能把音乐、心理和机体锻炼有机结合起来,从而增强人体抵抗力。吹奏可增加肺活量,增强肺功能,防治呼吸系统疾病。弹奏使不常用的左手得到锻炼,提高右脑音乐、运动及形象思维功能,使左右大脑更加协调平衡,对神经系统疾病也有很好的治疗作用。例如吹笛治疗支气管哮喘,拉奏手风琴治疗中风后遗症等。

6. 歌唱疗法

本疗法优于"语言说话治疗",是通往潜意识更直接的途径。歌唱锻炼心肺功能、加速新陈代谢、加强消化功能,使人心情愉快、精神振奋、健康长寿。唱歌时心脏搏动、肺部伸缩、胃肠蠕动及自主神经活动产生共鸣,产生体内按摩作用,可使体内各器官功能改善。

无论是即兴法、聆听法还是主动法,音乐治疗师的干预作用都是非常重要的。音乐治疗师是主体,音乐本身是客体,音乐和治疗师的功能相互配合,珠联璧合,相得益彰。此外,还要和治疗对象进行互动。

第四节　音乐心理疗法的主要步骤与治疗目标

音乐治疗过程一般包括 4 个主要步骤,即:① 评估与确定患者的问题；② 制定治疗目标；③ 根据治疗目标制定与患者生理、智力、音乐能力相适应的音乐活动计划；④ 实施音乐活动并评价患者的反应。由于各种音乐活动可帮助患者发展其听觉、视觉、运动、语言交流、社会认知与自助能力和技术以及自我情感能力的表达，故应及时地、动态地判断患者的各种反应状态。

音乐治疗师的治疗目标主要是帮助治疗对象达到心身健康，即在身体上、精神上和社会上的完好状态，一种生理、智力和精神的健全状态。这是一种没有疾病和痛苦的、旺盛的生命状态，是个人生活中生理、智力、行为、社会和精神等诸因素的和谐与平衡状态。

音乐治疗师要达到健康的具体目标主要有两个：一是消除生理躯体疾病、创伤、残疾、障碍等，治疗目的在于治疗、矫正、减轻、改善或根治疾病或减轻缓解症状，如果是某些危重病如肿瘤、痼疾，治疗师则要帮助治疗对象适应当前的状态，使求助者获得较好的生命质量和生活质量；二是帮助治疗对象保持较好的健康状态，保持精力充沛、从容不迫、处事乐观、态度积极、体重适当、体态匀称、睡眠良好、反应敏捷。

第五节　音乐心理疗法的适应范围

音乐心理疗法的适应范围包括神经症、严重精神疾病、心身疾病、各类行为问题、社会适应不良、某些老年病、各种心理障碍、人格障碍与性变态、亚健康状态等。但音乐心理治疗的治疗手段与一般心理治疗有所不同,又由于音乐乃人的天性,因而音乐治疗的工作对象极为广泛,除上述一般心理治疗的适应证外,还包括智力障碍、心智疾病、生理残疾(视听和言语障碍、外形缺陷以及脑瘫和肢体瘫痪)、戒毒、怯场、临终关怀、孤独自闭症等。

国外音乐治疗师的工作网点遍布各种机构,包括学校、工厂、社区、社会保健机构、敬老院、疗养院、公立医院、私人诊所、政府各部门等。近年来,音乐治疗也开始帮助正常人解决其心理困惑与烦恼,主要包括建立或重建良好的人际关系,通过自我实现重建自尊,利用音乐独特的魅力激发潜意识的力量。

近年来,音乐治疗的两个相关领域有了较大的发展,即医疗领域的音乐治疗与表演艺术领域的音乐治疗。医疗领域的音乐治疗包括音乐止痛、降压、调整心律与心率、松弛肌紧张、调节内分泌等,音乐治疗发挥了独特的作用。表演艺术主要用于治疗歌唱演员、演奏演员、舞蹈演员和其他的表演艺术从业者,诸如过度使用综合征、职业性神经官能症、腕管综合征、声带小结、周围神经系统卡压综合征等。

第二章　音乐十大功能与音乐心理疗法

第一节　音乐十大功能

自人类诞生以来,音乐就是我们众多行为的一种,音乐是人类与生俱来的普遍现象,音乐是人类的行为方式。在所有的时代,在世界所有的地方,所有的人都生活在音乐之中,人类赋予了音乐灵性,喜欢音乐是人的天性。音乐无时不在、无处不在、无所不在,它在世界的每个角落传播,大放异彩。音乐是我们生活方式的一部分,如果没有音乐,人们会感到平淡无奇甚至缺乏活力。

音乐的功能与用途非常宽泛,而且数不胜数,下面详细论述音乐的十大功能。

一、表达情绪情感

音乐通过听觉直接作用于人的心灵,不需要任何媒介,可直接使人产生情感体验,因此音乐被称为"最具情感的艺术"。

1. 音乐与情绪和情感运动互成同构关系

音乐同情绪和情感一样,都具有时间的运动状态。人的情绪与情感统称感情,一种感情从发展到结束,到再转化为另一种感情是时间的运动过程。感情是个过程,音乐也是一个过程,是时间的过程,只有听完了整个音乐,才可以有全部的感情体验,如果听的音乐不完整,很难产生情绪的共鸣。

情绪和情感的速度、力度,情感节奏的张弛,声调运动状态与音乐也是相同的。声音和语言是感情的表达方式,语言声调的高低、快慢、强弱表示了不同的情感。人在激动时音调相应提高,速度加快,力度增强;而悲伤时音调比较低沉,速度放慢,力度减弱。上述情感运动状态与音乐相同,音乐能惟妙惟肖、恰到好处地表现人的情绪与情感。

音乐与由景生情的情绪和情感运动相同,由景生情的运动状态有两种形式,一种是客观的即景生情,一种是记忆中的即景生情。无论客观的还是记忆的,情感的产生总是由景生情。

2. 音乐的内容就是表现情感

音乐不同于绘画、书法、雕塑等艺术,它可以直接打动人的心灵,震撼人的心灵,获得审美体验。音乐是表达情感最直接的艺术形式。

音乐家是用音乐语言来表现情感的,音乐语言一般有旋律、节奏、节拍、速度、力度、音色、调式、调性与和声、曲式、体裁等。

(1)旋律的情感作用

旋律的组织多种多样,每种组合都能标识出特定情感。

（2）节奏的情感作用

节奏是指音的长短，主要有 6 种形式，即长时值节奏、短时值节奏、规律性节奏、自由节奏、切分节奏、休止节奏。节奏来源于生活，因此节奏可以引起情感体验。

① 长时值节奏一般表现宽广、平稳、悠久的情感或表示歌颂性的背景情感，如《红旗颂》《可爱的家》。

② 短时值节奏可产生欢迎或紧张的气氛，如儿童歌曲《滴哩滴哩》。

③ 规律性节奏表现出一种坚定有力的情绪，如《运动员进行曲》。

④ 自由节奏表现出宽广辽阔的情感，如蒙古民歌《牧歌》。

⑤ 切分节奏有推动感，因为改变了节拍中强弱规律的节律，而且强音放在了第二个音上，如《中国人民解放军进行曲》。

⑥ 休止节奏能起到此时无声胜有声的效果。

（3）节拍的情感作用

节拍指强音与弱音有规律再现的形式，如进行曲常为 2/4 拍，强弱规律是一拍强、一拍弱；圆舞曲常为 3/4 拍，强弱规律是一强二弱；颂歌常为 4/4 拍，强弱规律是强、弱、次强、更弱。强弱交替形成各种的音律节拍能使人产生出特殊情感，人们往往会情不自禁地晃动身体或拍手跺脚。

（4）速度的情感作用

恰当的音乐速度对表现情感有十分重要的作用，快速音乐可表现欢快激动的情感,慢速表现优美平稳的情感,快慢结合可表现两种不同的情感。

(5)力度的情感作用

力度的情感作用十分深刻、广泛、细腻。一般来说,强的力度表现激动的情感,弱的力度表现平稳的情感,渐强力度表现情感逐渐高涨,渐弱力度表现情感逐渐平稳。力度给人的情感体验是深刻的,强大时如火山爆发,微弱中情感细腻、神秘而见真情,前者如贝多芬《第五交响曲》,后者如江南民歌《春江花月夜》。

(6)音色的情感作用

音色一般指各种乐器的声音和人声,它是架起音乐与人情感之间的桥梁。"乐器皇后"小提琴音色柔美,适于表现细腻的情感。"乐器之王"钢琴音域宽广、气势宏伟,表现极为丰富。钢管乐是力量的象征,适合表现雄壮的情感;小号的嘹亮使人振奋,可表现豪迈情感;双簧管音色清新优美,特别适合表现田园牧歌形象;长笛清丽明亮,表现欢快优美的情感;二胡的音色蕴含深情,其他乐器难以代替;中国古琴超凡脱俗,其民族情感十分独特;中国传统乐器琵琶"大弦嘈嘈如急雨,小弦切切如私语。嘈嘈切切错杂弹,大珠小珠落玉盘",使人"如听仙乐耳暂明"。

(7)调性和调式的情感作用

调性转换指一个调升高或降低转向另一个调,向高转调可造成情感高涨,给人以明亮感觉,犹如"柳暗花明又一村"。

任何一段音乐都是以调式出现的,一般来说有大调式、小调式和民族调式。大调式情感色彩明亮,表现光辉灿烂的英雄气概,如《我爱你中国》;小调式情感色彩柔和,可表现缠绵情感,如《天鹅湖》场景音乐。

（8）和声的情感作用

和声指两个以上的音同时发出的声音,和谐的和声悦耳,不和谐之音刺耳,使人不安。

（9）曲式的情感作用

曲式指音乐结构,一般分一部曲式、二部曲式、三部曲式、复三部曲式、奏鸣曲式、回旋曲式、变奏曲式等,其中复三部曲式最常用,用字母表示为 ABA,这种节奏使我们对 A 段情感体验更加深刻高涨,形成了一个完整的审美情感体验。

（10）体裁的情感作用

每一种体裁都相应地表现某种情感,如摇篮曲表现慈祥、充满温情爱意的情感;进行曲表现雄壮、威武的情感,有的还兼有欢快、活泼等特点,如奥地利老约翰·施特劳斯所作的《拉德斯基进行曲》;小夜曲表现优美、抒情的情感;交响曲表现情感最丰富、结构宏大、色彩绚丽、内涵深刻,如贝多芬的《第三交响曲》。

音乐即是声音的艺术,也是情绪的艺术。音乐最能反映情绪、表现情绪、影响情绪、唤醒情绪、再造情绪,而不良情绪和躯体与心理障碍密切相关,负面情绪常是心身疾病突出的表现,因此,美好的音乐之声可以改善人的情绪,有益于心身健康。故音乐可以用于疗愈心理疾病。

二、拓宽认知领域

认知即认识过程，是人们反映客观世界的各种心理活动的总称，一般分为感性认识与理性认识，包括感知、表象、想象、思维、记忆等。人类的认知系统是共享、描述、理解、认识人们内部世界和外部环境的一套模式，它帮助我们了解自己、了解与外部世界的关系，而音乐作为一种认知方式，是人类适应环境、改造环境的一种独特的手段。通过音乐知识体系，人类能获得多方面的知识并能提高自我认识。事实上音乐认识系统是大脑中与生俱来的，人类生来就具有音乐认知的禀赋，提高音乐修养可以拓宽认知领域。

1. 音乐促进人的感觉潜力发展

感觉是一种最简单的认识活动，它是直接作用于感觉器官的客观事物个别属性在人脑中的反映。感觉的产生是由感受器和感觉器官、神经通路和皮层中枢3部分的整体活动来完成的。感觉包括外部感觉、内部感觉和特殊感觉，听觉属于外部感觉之一。音乐激发听觉潜力，音乐家都具有高度精确的听觉。

2. 音乐促进空间知觉的开发

知觉是直接作用于感官的客观事物的整体及其外部关系在大脑的反映，是感官对大脑的刺激作用的分析和综合，是一个比较复杂的认识活动，是多个分析器联合活动的产物。分析器由三部分组成,即感觉器、传递神经与中枢神经系统。

知觉有三类,即时间知觉、空间知觉与运动知觉。空间知觉指人对物体空间特性的反映,包括形状、大小、方位、深度等。根据多元智能理论,空间智力用于处理主体、客体位置,即通常所说的空间知觉能力。

3. 背景音乐激发记忆潜能

音乐是瞬间的艺术模式,它是由在一定时间内有组织的声音所构成,一旦音乐刺激记忆感觉受体,音乐即被感知。记忆接近原始的旋律,在最初听到旋律时,对最重要的特征进行编码,为重复听赏创造机会。人类记忆分为两大主要类型,即短时记忆和长时记忆。所谓背景音乐又称衬托音乐,虽然没有直接吸引人们的目光,但它却是整个环境中不可缺少的部分。背景音乐既能增强短时记忆,又能增强长时记忆,既能促进音调记忆,又能促进音乐记忆,最终有利于记忆模块的建立与整合,从而激发记忆潜能。背景音乐的声调柔和,还能减轻疲劳和厌烦,减轻工作中的紧张,改善人们的工作态度,提高工作效率和注意力,减少失误率。在背景音乐中开展学习,能使不同年龄学习者的学习效率提高五倍。

认知治疗的基本观点是:认知过程是客观现实世界与情绪、行为反应的中介,因此要改变不良情绪和行为就必须首先改变原来的认知过程以及错误认知观念,并建立合理认知,这是认知理论的核心。音乐拓展认知领域,能使患者以直接思维方式认识问题,从而改善焦虑、抑郁情绪和社会适应不良行为。

三、促进思维发展,提高智力水平

音乐是思维不竭的源泉。音乐思维是以形象思维为主的综合思维,因此它对思维的发展,特别是形象思维的发展,有着重要的作用,表现在促进想象力和记忆力的发展,激发情感、集中注意力以及促进创造性思维的发展等。

1. 音乐促进想象力的发展

想象是形象思维的主要思维方式。丰富的想象力是高素质人才的基本能力,正如爱因斯坦博士所说:"想象力比知识更重要,且为知识的源泉,它是科研的实在因素。"音乐由于不确定的特点,它的想象更广阔、更自由,特别是无标题音乐为想象提供了自由驰骋的空间。前已述及,无标题音乐也称纯音乐,此类音乐对某种事物的客观具体形象的描写较少,更多表现作曲家对现实生活的感悟,更偏重于情感表现。如贝多芬《第二交响曲》,其具有鲜明的思想、深刻的内涵,音乐的魅力所带来的丰富想象是无穷无尽的,它鼓舞了一代又一代的人在困境中成长,在逆境中拼搏,多少人为之惊叹,并从中汲取无坚不摧的力量!

2. 音乐激发情感

情感是形象思维的重要标志,发展形象思维就要培养人的丰富情感,而音乐正是最有效的手段之一。音乐中包含无限情感,音

乐是表现感情最丰富、最直接的艺术,一个有音乐修养的人必定
是一个具有丰富情感的人。

3. 音乐促进记忆力的发展

记忆是形象思维过程中重要的心理活动,没有记忆的表象,
就不可能进行形象思维,提高记忆力可促进形象思维发展。由于
音乐是时间的艺术,只有良好的记忆力才能把握音乐,才能感知
音乐,所以经常欣赏音乐,就可以养成记忆的好习惯,在对旋律、
主题、乐段的音乐思维中提高记忆力。

4. 音乐促进创造性思维的发展

人类认识、改造世界都离不开创造性思维,而音乐是培养创
造性思维最有效的手段之一。

(1)音乐使人平静愉快,有利于创造性思维发展

(2)丰富的音乐知识有利于创造性思维发展

创造性思维是在现有资料基础上,通过想象进行创造的。所
以知识的积累显得十分重要,积累得越多,越有利于创造性思维
发展。音乐使人聪慧,音乐为创造提供了广阔的思维基础。

(3)音乐有利于形成良好的思维习惯

创造过程需要有良好的思维习惯,勤于思考,善于想象。音
乐是一个有着复杂结构的整体,必须调动人的一切通感联觉,进
行深入思考才能由感知、想象、情感等动态过程达到真正理解。

（4）音乐促进注意力的集中

注意力是心理活动对某种事物的指向和集中。它有两种类型即无意注意与有意注意，后者又包括意志注意与非意志注意，意志注意再分为选择性注意和分配性注意。音乐治疗本身是一项包括演唱、演奏、欣赏等多种形式的结构活动，当患者参加音乐活动时，他的世界已进入一连串有组织、有系统、有规律、有程序的活动之中。就乐曲本身来说，它是一个有规律的整体结构，乐曲有固定的旋律、节奏、力度、速度、音色等。患者参加音乐治疗活动，就需要再学习，需要自始至终注意乐曲全貌，因此患者必须精神集中，才能通过参加音乐治疗活动来训练集中注意的能力。通过音乐治疗活动，能使患者将注意力放在他能做的事情上，并逐渐建立自信心。

（5）学习乐器，有利于促进思维发展

演奏乐器是一项全方位活动。从感觉角度来看，眼睛看谱、耳朵听音、手足运动、触键按弦、运气吹奏，是视觉、听觉、触觉、动觉的通感联觉方式。从思维过程来看，是音乐形象思维（包括音乐直觉）、抽象思维的综合过程。从审美心理角度来看，它是包括感知、审美、思维于一体的活动，是对音乐思维能力、审美能力、操作能力全方位锻炼的过程，有利于提高创新思维能力。又由于智力指认识方面各种能力的总和，包括观察力、注意力、想象力、思维能力和记忆力5个基本因素，因此音乐能促进思维，提高智力，增强自我认知。人具备7种智能，即语言智能、音乐智能、逻辑智能、数理智能、空间智能、身体动觉智能与自我认识智能。人类生来就具有音乐智能，音乐智能由广泛的神经系统组成。音乐智能是由大脑中负责特殊神经网络表现出的一种独立智能，经常进行音乐活动，可以开发音乐智能，启迪音乐智慧，开启人类潜能，治疗失歌症、阿尔茨海默病、幻听症等。音乐改善思维障碍、记忆障碍、注意力障碍、情商障碍、智能障碍与人格障碍，有助于精神分裂症、神经症、多动症、孤独症等多种疾病的治疗，也可用于脑外伤的康复治疗。

四、审美欣赏功能

音乐审美欣赏功能是指音乐美的感受、体验和理解的过程，音乐的形式美与内容美都体现着美感。美感不同于快感，快感只是生理上的一种反应，而美感则是深层次的、理性的对音乐的感受，音乐的审美是情感与精神的高度统一。

1. 音乐形式美主要体现在音乐的曲式、体裁及各种演唱与演奏的形式方面

音乐的曲式结构即音乐的外在形式，也是乐音的运动形式，是进行音乐思维的载体，体现了音乐流动性和表达情感的特性。因此对音乐曲式的感知过程，也就是对音乐形式美的感知过程。

音乐形式美还体现在不同的体裁方面，每一种体裁形式都具有不同形式的美感。比如进行曲具有雄壮美，小夜曲具有温柔美，颂歌具有阳刚美，圆舞曲具有欢乐美等。

黄金分割也是音乐形式美的一种体现。乐曲中应用这种结构方法可使音乐高潮处于黄金分割位置,辅以演奏与演唱,更增加了形式之美。

2. 音乐审美功能的核心建立在音乐本质美的基础上

音乐的本质美主要指音乐的内容美。标题音乐使人易于联想而产生美好的情感;无标题音乐虽然没有形象的描绘,但也集中了作曲家丰富的情感和对社会高度理性的概括,这种音乐美更接近于理想的审美境界。通过人的听觉和心理机制,可以从对音乐美的感官感受上升到对人生和社会的理性感悟。比如民族管弦乐曲《春江花月夜》,首先感知的是构成音乐的基本要素:旋律流畅优美、节奏张弛有序、速度徐缓适中,力度随音乐情感而起伏,结尾处减弱的力度、减慢的速度引起无尽遐思。这时一种平和的情绪油然而生,使人沉醉在回味无穷的深远意境中,乐曲触动了我们的心灵,打开了想象的闸门,使我们完全陶醉在诗情画意的美景之中。这种高峰美感体验对于安定情绪、抚平暴力、消除疲劳、摆脱烦恼,促进身心健康,都具有重要意义。

五、影响人的行为与人格

1. 音乐是人类需要的审美表现和审美经验

对音乐之美产生敏感性并创造出更多的音乐美,这是人类的重要特征。

2. 音乐是一种交流形式

音乐是一种非语义性交流,具有独特的效能和价值,很难用语言来代替,最好的形容词对非语言性的音乐来说,都是非常局限的。

3. 音乐增进人的情谊

多数音乐能使人际关系更密切。大量的乐曲、民歌、现代高雅音乐、古典音乐与流行轻音乐都体现了人类伟大的爱。音乐增进人们的相互关爱和友谊,培养个人和集体的良好行为。

4. 音乐使人获得满足感

人需要一种成就满足的体验与快感,而歌唱和演奏常给人带来满足的感觉,这种满足感来自对音乐技巧的掌握和成功的自我表现。心理学家认为,渴望是人的行为的动力,自尊是防止焦虑的最好方法。

5. 音乐人格具有多形态特征

音乐行为本身具有可变性、复杂性和多样性,音乐人格是多形态的人格,但具有共同特质核心,即内向性、神经性和智慧性。内向性指内心的力量深沉、丰厚,思维过程多样化;神经性指感受性和想象力丰富;智慧性指智慧、自信、灵秀、优雅、有悟性。总之,音乐集感觉、运动、情感交流于一体,影响人的个性,塑造良好行为。音乐存在面之广,对人类行为渗透力之深,改造力之大和控制力之强,是人类的其他任何文化活动无法比拟的。

六、体现社会功能

音乐是人类按照认可的模式组织的声音,而不是被动地接受自然赋予的声音。音乐有助于组织人类的社会行为,音乐改变社会生产与生活方式,在强化、提升和净化人类经验和感情方面,音乐承担的角色具有同等重要意义。

1. 音乐移风易俗,促进社会和谐

音乐是一种群体的活动,例如歌唱和跳舞就必须要群体的参与。在歌唱和舞蹈活动中,个体融入某个群体,共同完成音乐的创造活动。人是社会的产物,人们以各种形式组合在一起,形成群体,音乐行为主要表现为群体行为互相影响,因此音乐有促进人际交流、号召社会联合的力量,对社会融合具有特殊贡献,有利于社会和谐与安定。

2. 对文化延续和稳定的贡献功能

音乐是延续社会历史文化的载体。许多神话传说、民间故事、重大战役和胜利等都是通过音乐和舞蹈代代相传的。

3. 社会规范的强化功能

任何社会的人,从孩提时期到成熟阶段都需要学习社会认可的行为,音乐是促使这种规范行为形成的最普遍和最有效的手段之一。

音乐对婴儿的影响体现在吟唱摇篮曲上。音乐的要素特别

是节奏,在婴幼儿学习语言过程中担任关键角色,婴幼儿能够感知语言中蕴含的音调、音量和节奏。童年时期,孩子们边唱边玩,字母表、拼音表和童谣都被编成朗朗上口的歌曲,儿童电视节目也充满了音乐,通过音乐的手段,儿童学会了如何在社会允许范围内活动。少年时代,音乐的重要性与日俱增。在这个阶段,个体和群体的同一性或身份特征的建立是关键,而音乐有助于同一性或身份特征的建立。音乐作为社会化力量的一部分,影响着青少年的言谈、衣着、举止、情感、思想,甚至影响他们的消费观。音乐的重要性持续体现在大学年龄阶段的学生。一项调查研究提示,96％大学生表示音乐让他们感受到了从未有过的兴奋体验。音乐也在青年人表达爱慕之情时扮演重要角色。恋爱与求婚时音乐是渲染气氛的重要手段,结婚典礼上,音乐更是必不可少的。成人期,人的社会化过程基本完成,但音乐对成人的社会作用依然重要。不论是通过吟唱过去的时光来追忆旧时的美好,还是从电影、电视、戏剧中听到自己过去喜欢的音乐,成年人的社会生活常常印刻着特定的音乐体验。

4. 音乐是人类经验的普遍形式,社会中的任何人都有某种形式的与音乐相关的有意义的经验

（1）家庭中的音乐

（2）学校中的音乐

（3）商场中的音乐

（4）军队中的音乐

（5）卫生保健系统中的音乐

（6）运动场上的音乐

（7）文化传媒中的音乐

（8）劳动场合中的而音乐

（9）职场中的音乐

人不仅是一个生物的人，而且是心理的人、社会的人，治疗疾病不仅要开药物处方，而且要开心理处方、社会处方、音乐处方。由于音乐具有良好社会功能，如果促使得当，音乐疗法可获良效。

七、教育教化功能

音乐教育是文化教育的重要内容。音乐教育可以净化心灵、益智健脑，获得精神的松弛。时至今日，世界上绝大多数国家都把音乐教育贯彻于从幼儿园到大学的教育中，音乐是一项身家亿万的产业，是强大的经济"发动机"，音乐教育在整个国民教育中占有举足轻重的地位。

1. 音乐教育贯彻了文理并重的教育理念

音乐教育开拓了学生视野，丰富学生多方面的知识，有助于提高他们的文化素养，贯彻了文理并重的教育理念。

2. 乐如其人，中外许多音乐大师是我们学习的好榜样

文如其人，乐也如其人，理解一部音乐作品犹如理解一个人。

3. 音乐教育可激发爱国热忱

4. 音乐教育还体现在民族音乐文化的教育上

（1）我国民族音乐文化宝库中有许多瑰丽的珍宝。

（2）我国繁多的民族乐器也是民族音乐文化的一部分。

（3）音乐文化教育还表现在对民族音乐的审美意识。

八、生理反应功能

音乐对人的生理能产生较大影响。合适的音乐可以刺激和增加大脑的多种神经递质如多巴胺、肾上腺素、去甲肾上腺素、内啡肽，可增加体内免疫球蛋白含量，调控脑电、心电、肌电等生物电，调节腺体与神经垂体功能，调节血压、心律、皮肤温度，调节自主神经功能、降低肌电电压、皮肤阻值，上述积极的生理生化改变，有益于身心健康。

九、符号象征功能

音乐是人的精神状态的映象与符号。在所有的社会中，音乐都被用来作为本社会文化的象征符号。音乐作为一种特殊符号系统具有象征和表达极其广泛的感情力量。音乐治疗师可借以发挥联想、暗示、自我暗示、引而不发、因势利导的特定指向，使患者超越心理困惑，矫正各种心理障碍。

十、娱乐愉悦功能

音乐具有很强的娱乐功能。在健康的音乐中,人们既得到了教育,又得到娱乐,这就是所谓寓教于乐。音乐的娱乐功能主要表现在音乐具有休闲性、背景性、舞蹈性与健康性。

第二节　音乐与音乐心理疗法的两重性

(1) 摇滚乐易致"音乐渎职"。摇滚乐以电吉他为中心,辅以各种键盘乐器、电贝斯以及一套重金属打击乐器,依靠功率强大的扩音装置,往往能以强大的音响笼罩数万群众。

(2) MTV(音乐电视网)中的不良信息,是"音乐渎职"的另一类型。

(3) 不科学的欣赏音乐方式会造成听力损伤,记忆减退。

(4) 音乐的"晕轮效应"。

(5) 有所谓的颓废音乐,这类音乐使人消极甚至悲观厌世。

(6) 沉溺音乐之中可能使人玩物丧志、不思进取,为音乐而音乐是不可取的。

(7) 不少音乐人具有焦虑的人格特征。

(8) 音乐治疗时间过长,易致应激状态,一般因人而异,应在10分钟到一个小时之内。

(9) 消极反移情。

（10）音乐心理疗法是非药物疗法，不是对所有人都适用。

第三节　音乐疗法是心理疗法的一个重要领域

一、音乐疗法隶属心理疗法

音乐疗法属于心理疗法的范畴，是应用心理学的一个重要领域。心理疗法流派众多，数以百计，其中现实治疗、相互作用分析治疗和人际心理治疗是最具代表性的三大心理疗法。

1. 精神分析与音乐治疗

个人的行为是由人格各个因素相互作用的结果。人格结构分为三个组成部分，即原我、自我与超我。原我遵循快乐原则，自我遵循现实原则，超我体现父母和社会价值。

精神分析主要理论除人格结构外还有潜意识理论。弗洛伊德认为人的心理由三部分构成，即意识、前意识和潜意识（无意识）。意识指人们当前认识到的心理部分，能用语言表达，能用逻辑推理思考；前意识指可以回忆起来的经验，介于意识与潜意识之间；潜意识包括个人的原始冲动和各种本能。精神疾病是由于潜意识矛盾冲突产生焦虑和情绪防御反应的结果。

精神分析理论构成音乐治疗的重要基础。音乐的特点在于能够绕过意识性的语言稽查而到达个人精神的深层。音乐能促进非语言性的交流，促进潜意识能量释放，音乐还能够增强"自我"。在音乐治疗实施过程中,治疗师提供的良好医患关系能使患者感到安全,能得到支持与保护,患者因而能宣泄情感、表达情感。

2. 行为治疗与音乐治疗

行为治疗是一类以条件反射为原理,以学习理论为依据,以行为主义为指导,与精神分析相对立的治疗方法,又称条件反射治疗或行为矫正治疗。行为治疗理论认为,不良行为和正常行为一样是习得的,通过再学习适应行为便可矫正适应不良行为。

(1)经典条件反射

条件反射指无条件反射屡次与中性刺激一起出现后引起的反应,条件反射既可泛化,也可消退。

(2)操作条件反射

所谓"强化物"是指某种频繁出现的特定行为的刺激物。斯金纳认为,巩固某种行为的最好方法便是提供肯定性的强化物,而要想消除一种行为便是停止任何强化。

(3)情绪性条件反射

音乐疗法可作为强化物用于临床。例如可减少精神分裂症患者的木僵状态以及减少精神发育迟滞的儿童不合作行为;对于非语言性活动过度的儿童,则可增强他们的社会功能。此外,音乐可使人精神放松,因而减轻患者的焦虑与紧张,这种松弛状态在行为疗法中很有意义。

3. 人本主义治疗与音乐治疗

人本主义又称存在主义,人本主义者认为真正心理健康者应该是内心世界极其丰富、精神生活非常充实、能力能够充分发挥、人生价值能够实现的人。人本主义治疗理论认为所有的人都有一种引导他们成长的力量,只要从现在做起,从我做起,人生价值就能够完全实现。

(1)第三思潮疗法

每个人都有生理需要、安全需要、归属与爱的需要、尊重需要与自我实现的需要。第三思潮疗法的原则在于满足患者动机的成长。治疗师的任务就是促使患者从音乐中获得较大的个人满足,促使患者在音乐中达到高峰的体验。在高峰体验中,人能充分体会到生命的价值,这是最快乐的时刻,也是最健康的时刻。高峰体验使人心醉神迷、浑然忘我、化解心理症结,促使心理成长、找回自我、发展自我、走向自我实现。

(2)患者中心疗法

每个人都具有自我实现倾向,这种倾向是人生的主要动机。在治疗过程中要把主导权赋予患者,让他们找出治疗方法,增强自我意识,发挥自己改变生活的潜力。随着患者从消极情绪中解脱出来,便会出现积极的态度,人格就会向健康和成熟的方向发展。

(3)完形疗法

人具有趋向成长和满足需要的内驱力,当一种需要出现并充分体验和满足时,完形就形成了。音乐治疗的目标是促进现时体验的意识,并帮助解决干扰患者自身体验的问题。

4. 认知治疗与音乐治疗

认知过程是情绪与行为的中介,不适应行为和不良情绪可从认知找到根源。患者如能重建合理认知,不适应行为和不良情绪便可得到改善。音乐是人类认知系统的重要内涵,音乐可以拓宽认知领域,因而有助于提高智力水平,促进思维发展,有利于改变错误观念,建立合理认知,消除负面情绪与不良行为。

5. 现实治疗与音乐治疗

在音乐治疗中,治疗师在自觉或不自觉地应用现实治疗原理。比如治疗师在帮助患者发展演奏技巧或分析如何演奏某段乐曲的同时,便帮助患者建立起了成功的同化,而这种活动增强了患者对自我价值和能力的感受。另外治疗师与患者建立起的治疗关系既是现实疗法的关键,也是音乐治疗的要点。此外治疗师在音乐治疗活动过程中,也在帮助患者面对现实,建立现实行为的责任心,并且也规划了未来的合理计划。

6. 相互作用分析治疗与音乐治疗

相互作用分析理论认为人都有三种自我状态,即父母自我状态(简称父母态)、成人自我状态(简称成人态)和儿童自我状态(儿童态)。苛求来自父母态,独立来自成人态,依赖来自儿童态。

首先分析这些相互作用现状,继而改变不合理模式,最终经过治疗师的分析和启发后,患者"对号入座",认识到自己各种活动状态的根源。音乐治疗中怎样体现相互作用分析治疗呢?治疗方式随病情而不同:既可以进行集体音乐治疗,也可单独指导;既可采用演唱模式,也可通过乐器演奏。

对于不善交际、社交恐怖、不善思考、自我封闭者,分析患者是由于父母自我状态亢奋,可对他们进行集体音乐治疗,让音乐力量激发儿童自我状态,通过音乐活动引导患者体验并激活儿童态。对于乖张任性、自我中心、独立性差、依赖性强的当事人,可通过乐器学习而激活成人态,或通过集体活动而增强其父母态。

7. 人际心理治疗和音乐治疗

精神障碍是患者不善于适应社会环境的表现。患者对环境变化的反应,一方面取决于早年成长激励,但更为重要的是人际交往中的现实问题,这取决于患者在不同社会团体中的角色。多数抑郁症的发生发展与患者人际交往缺陷有关。人际心理治疗的关键在于打破抑郁与人际关系闭塞之间的恶性循环。音乐具有情绪激发、娱乐愉悦作用,音乐促进人际交流,加强社会融合,因此音乐能帮助减轻患者的压抑感,有助于患者恢复自尊心,使其适应在社会、单位、家庭中的不同角色,不再受角色适应不良的困扰。

二、音乐疗法与一般心理疗法的异同

音乐疗法是特殊的心理疗法,二者之间既有相同之处,又有不同之处。

1. 音乐疗法与一般心理疗法的相同之处

（1）治疗特点基本相同

（2）治疗目标高度一致

2. 音乐疗法与一般心理疗法的不同之处

（1）治疗手段不同

（2）对大脑活动的影响不同

音乐治疗与一般心理治疗在手段上的不同，实际上反映了音乐与语言对大脑两个半球的影响不同，其作用有较大的差异。

第三章　音乐心理疗法的机制

第一节　音乐心理疗法的物理学机制

音乐疗法的物理学机制即物理学基础,指的是音乐声学的相关内容。前已述及,音乐是声音的艺术,乐音的物理属性有音高、音长、音强与音色,这 4 种特性在音乐中构成了旋律,节奏、节拍、和声、速度、力度、调性、调式等音乐要素,构成音乐语言。旋律是音乐的灵魂,节奏节拍是音乐的骨架,和声是丰富音乐的血肉,速度、力度是音乐的运动形式,调性、调式是音乐的体系,这些要素均有益于心身健康。

一、旋律有助于调整情绪

旋律是音乐的基础,是塑造音乐形象的核心,是音乐的灵魂,是表现情感最重要的因素。人们在欣赏音乐作品时,无论是标题音乐或无标题音乐,都有助于宣泄负面情感,可使某种过分强烈的情绪得到宣泄疏导甚至升华,有助于培养健康向上的良好情绪。

二、节奏有助于调整人类的生物节律

人类生活在一个有节奏的大环境之中,一年四季、月亮圆缺、昼夜交替都遵循一定的时间形态。节奏又称节律,节律是生命的基本特征之一。人类的各种生物生化功能、行为情绪反应也都具有节律变化。节奏是音乐的骨架,节奏在表现情感方面越丰富细腻就越能深刻地表现人的情感。快速节奏通常表现兴奋、活跃的情绪;强烈节奏使人产生动感,形成一股动力;和缓平稳的节奏表现安谧、松弛、宁静的情绪。音乐节奏可引起人体组织、细胞的和谐共振现象,起到一种微妙的细胞按摩,从而改善人体各系统功能,提高抗应激能力,有助于消除心理社会因素造成的不良心理反应与生理反应。

三、和声给人以舒适完美的感觉

和声是指两个以上的乐音同时发出的声音。音乐之所以能表现情感,和声起了很大作用。和声表现情感,是由和声紧张度、和声稳定性与和声节奏三个因素决定的。音乐是一个整体,协调的和声给人以舒适完美感,有利于培养优雅、平稳的情感,使人感到清澈、明亮、平静、安详。

四、恰当的速度与人的情感运动同步

音乐要素中速度的情感作用十分突出,它和人的情感运动状态完全同步,人们高兴时语速会加快,而在悲伤时语速徐缓,因此恰当的音乐速度可准确表达人的情感。

五、调式使人获得深刻的情感体验

两音之间高低的距离叫作音程,音程的单位是度,一般有八度。不同高度的几个音(一般不超过 7 个音),按照一定的音程关系结合在一起,以其中一个音为中心(主音)建立起来的体系叫做调式。任何一段音乐都是以调式的形式出现的,是围绕着一个主音构成的。调式主要有大调式与小调式,前者充满激情,犹如波澜壮阔的大河;后者轻柔细腻,像平静流淌的小溪。两种调式都能使人获得深刻的情感体验,从而宣泄疏导潜意识心理,陶冶情操,净化灵魂,使内心趋于和谐与平静。

调式中主音的位置叫作乐调,音乐引起的情绪随乐调而异,每个乐调都表现出一种特殊的情绪。一般来说,C 调和缓、D 调热烈、E 调安定、F 调放荡、G 调浮躁、A 调高扬、B 调哀怨。英国音乐家鲍威尔也指出各种乐调在情绪上产生的影响,他指出:C 大调纯洁、坚定、沉毅、果断;G 大调具有田园风味,信仰真挚,情趣盎然;A 大调自信、和悦,最能表现真挚的情感,A 小调柔情似水、虔敬诚信;B 大调豪爽、勇敢、自豪,B 小调带有淡淡的哀怨,表现恬静的期望;F 大调微带悔悼,宜于表现宗教情感,F 小调悲怆忧愁;升 F 大调嘹亮、丰富,升 F 小调阴沉、神秘而热情;降 A 大调表现梦幻情感。

六、音乐是构成的现实

音乐的旋律、节奏、和声、速度、调式等都具有相当精细的结构，因为音乐是有结构的声音形式。音乐会把人带到现实的情境中，其感受的真实性不亚于闻到花香、看见阳光、品尝水果的感受。正是音乐的这种结构所构成的现实，才使那些在虚幻世界度日的患者返回到有结构的现实生活中来。

音乐对人的生理作用，首先是通过声音对人的听觉器官和听神经开始的，一根听神经纤维只接受一种频率的声音，由于人体的神经和器官都有其震动频率与生理节奏，而声音也有它的震动频率和节奏，这样，当声音传入人体后，就会引起与其频率、节奏相一致的人体的共振共鸣，从而激发人体潜能，使人体原有能量动员起来，维护内环境的稳定与平衡，增加抵抗疾病的能力。

第二节　音乐心理疗法的生理学机制

一、音乐治疗对中枢神经系统的影响

1. 音乐直接作用于边缘系统，调节人的情绪与行为

边缘系统由边缘叶与杏仁体（核）、下丘脑等皮质下结构共同组成。边缘叶位于大脑皮层边缘部分，在大脑半球的内侧面，其上方为扣带回，延续部分为海马回。边缘系统管理内脏调节、情

绪反应和性活动,其突出的功能是调控情绪反应和情绪体验,故边缘系统又称情绪脑。边缘系统中的海马回还和学习与记忆有密切的关系。由于音乐直接作用于边缘系统,所以能对人的情绪和行为发挥调节作用。

2.音乐兴奋下丘脑的"快乐中枢",抑制"痛苦中枢"

下丘脑属于间脑的一部分,由五部分构成,即背侧丘脑、后丘脑、上丘脑、下丘脑和底丘脑。下丘脑是神经内分泌和内脏功能的调节中枢,下丘脑还与边缘系统有密切联系,参与情绪和行为调节。下丘脑有专门的"快乐中枢"和"痛苦中枢",音乐能够兴奋"快乐中枢"而抑制"痛苦中枢"。

3.音乐通过脑干网状结构,激活情绪,保持一定的唤醒水平

脑干包括延髓、脑桥和中脑三部分。脑干网状结构既有上行激动系统,又有抑制系统。音乐治疗既能刺激上行激动系统,保持一定唤醒水平和清醒状态,激活情绪,保持注意状态,又能启动网状结构抑制系统、从而降低皮层兴奋水平,诱导进入睡眠状态,这就有助于消除睡眠障碍、注意力障碍以及紧张情绪的调节。

二、音乐治疗对自主神经系统的影响

内脏运动神经调节内脏、心血管运动和腺体分泌,一般不受人们意志控制,是不随意的,故又称自主神经。内脏传出神经再分为交感神经和副交感神经两部分,人体除少数器官外,都接受

交感与副交感神经的双重支配。

自主神经系统的活动与情绪密切相关。人的情绪常伴明显自主神经反应,并影响到相应的内脏器官,音乐治疗明显影响人的情绪,而情绪通过自主神经反应影响人的内脏器官。

音乐主要激活副交感神经系统,从而具有良好的抗应激作用。副交感神经兴奋,有利于机体的修复建设,提高能量储备,降低交感神经张力,从而促使机体从紧张状态或高生理唤醒水平上松弛下来,达到或接近内稳态,恢复正常的生理水平与健康状态。

三、音乐治疗影响人的神经内分泌系统

音乐刺激胆碱能神经的神经递质乙酰胆碱(ACh),刺激肾上腺素能神经的神经递质去甲肾上腺素(NA)的释放。音乐还刺激大脑中多巴胺、肾上腺素与内啡肽的分泌,从而调节脑垂体功能、脑电流,调节血压、皮温、皮电、肌电等。

四、音乐治疗调节人体全身与局部免疫功能

人体免疫系统包括参与免疫反应的各种细胞、组织和器官,免疫器官按其发生和功能不同,可分为中枢免疫器官和外周免疫器官。前者包括骨髓和胸腺,后者包括淋巴结、脾和黏膜免疫系统等。

免疫是人体的一种保护性反应,包括非特异性免疫(与遗传有关)与特异性免疫(获得而来)。特异性免疫又包括细胞免疫和

体液免疫,参与细胞免疫的主要是 T 淋巴细胞,参与体液免疫的主要是 B 淋巴细胞(简称 B 细胞)。无论是细胞免疫还是体液免疫都有抗感染作用,都有增加抵抗力、提高局部免疫功能。IgA在正常人血清的含量仅次于 IgG,占总量的 $10\%\sim20\%$。占 IgA的 $85\%\sim90\%$,主要存在于呼吸道、消化道、乳腺、唾液腺和泪腺中。音乐治疗能够增加 IgA 含量,这就既提高了全身免疫力,又提高了黏膜的局部免疫力,从而成为抗菌、抗病毒、抗感染的重要因素。

音调音名的固定与游动、音乐旋律的刚劲与柔美、节奏与节拍的长短与轻重、速度的快与慢、力度的强与弱、音区的高与低以及音域的宽与广,分别表现为兴奋作用、镇静作用、镇痛作用、降压作用、调节情绪作用等不同的治疗效果。

1. 兴奋作用

优美的乐音声波作用于大脑,可提高神经系统的兴奋性,通过神经体液的调节,促进人体分泌有益于健康的激素、酶和乙酰胆碱等生物活性物质,从而调节血流量、促进血液循环及胃肠蠕动、促进消化液分泌、增强肺功能、加强新陈代谢,进而使人精力充沛、朝气蓬勃。音乐还可通过音调影响人的情绪。所谓音调是指音的固定高度,又称音名。各国用以标记 7 个基本音级所用音名有所不同,通用的英美音名为 CDEFGAB。前已述及,C 调和缓、D 调热烈、E 调安定、F 调放荡、G 调浮躁、A 调高扬、B 调哀怨,D 调与 A 调均具有兴奋激动作用。

2. 镇静作用

平静柔美的音乐,能调控人的呼吸、心率与心律,可消除精神紧张,缓解烦躁和不安情绪,起到松弛和镇静催眠作用。另外,青年人血气方刚,C调和缓最宜于陶冶青年情操,E调安定也具有镇静作用。

3. 镇痛作用

活跃、欢快、雄壮、激情的音乐有抑制疼痛的作用,并能提高麻醉效果。其一是由于恐惧、焦虑等情绪降低痛阈,而愉快、兴奋的情绪能使痛阈提高;其二是因为大脑听觉中枢与痛觉中枢都在大脑颞叶,音乐刺激听觉中枢对疼痛有交互抑制作用。同时音乐还能提高垂体脑啡肽的浓度,而脑啡肽具有强大的镇痛作用,故音乐具有镇痛作用。

4. 降压作用

高血压的发生发展机制有多种学说,其中神经、精神源学说居主导地位。由于长期紧张、压力、焦虑以及大脑皮层功能紊乱,交感神经活动增强,儿茶酚胺释放增多、肾素释放增加,这就使小动脉收缩,血压升高。音乐有利于消除精神紧张与烦躁不安感,因而对心血管系统具有良好的调节作用,促使血管扩张、紧张度降低、外周阻力下降,从而使血压下降。另外,音乐通过振奋精神、陶冶情操、净化心灵、增强自信,可以改善高血压患者压抑、敌意情绪以及孤僻与焦虑状态,也有利于优化个性,降低血压。

5. 调节情绪作用

音乐直接作用于下丘脑和边缘系统等主管情绪的中枢，对人的情绪具有双向调节作用。音乐能使消极的情绪变为积极，也能使激昂的情绪转为淡漠。

第三节　音乐心理疗法的心理学机制

一、感知觉中的听觉与莫扎特效应

所谓莫扎特效应是指包括莫扎特在内的许多音乐家的好作品都具有治疗功能。音乐治疗的良好效果离不开对音乐的感知与感受。首先是听觉，在专门的音乐治疗中强调积极聆听。此时，不仅启动了听觉中枢，而且额叶也十分活跃，因此发展聆听能力是莫扎特效应的关键所在。莫扎特是奥地利著名作曲家、小提琴家、钢琴家，近代协奏曲的奠基者。莫扎特创作的优美动听、纯真优雅的乐章是原始的律动、人间的天籁，具有强大的心灵感动作用，它是"有病治病、无病强身"的万灵丹，具有良好的安慰剂效应，具有全方位的治疗效果。音乐是一种听觉艺术，听觉的产生是个复杂的过程。首先，人的声带或乐器作用于人耳引起鼓膜的振动，继而由中耳内 3 块听小骨的传导，作用于内耳前庭窗 Corti（科尔蒂）器毛细胞兴奋，这种由机械能转换为电能的神经冲动，再由听神经传导到大脑皮层听觉中枢，从而得以清晰地认识、体验与理解音乐。人对音乐的感受,首先是获得感知觉的映象,再形成表象,然后才能以思维、想象、情感、意志等复杂的心理形式去把握。音乐感受的心理基础是听觉,从心理学的角度出发,获得音乐感受时主要有 5 个特点。

1. 音乐造成了独具特色的听觉表象

人的认识过程分为感性认识与理性认识,即感知与思维两个阶段。表象则是这两个阶段的中介,是感性认识发展到理性认识的过渡环节。听觉表象是过去感受过的听觉刺激不在面前时在大脑中唤起的听觉形象,其特征表现为以下几方面。

(1) 其形象性是确定性不足而变化性有余,这是因为听觉获取的形象与主体的生活经验距离较远,距离更增加了美感和空灵感。

(2) 其概括性程度较高,往往具有明显的规律性和更高的抽象程度。节奏赋予听觉表象以速度、力度的骨架,而旋律则以上行、下行、大跳、小跳等抑扬顿挫、起伏曲折的方式赋予知觉表象以某种情绪、精神和灵魂,远比视觉表象中的线条、色彩更简明、规范和抽象。

(3) 听觉表象具有明显的时间性特征,听觉表象瞬息万变,具有明显流动和变化的时间性特点,把握它必须全神贯注。

(4) 听觉表象中特别是乐音构成的音乐知觉表象是人们感受、欣赏、创造音乐的基础。认知心理学认为,表象是一种最明确的表征,它是信息记忆加工中的一种基本模式。一切信息,即使是视觉接受的,也都是按听觉声学特征而编码,这说明声音的信息在记忆加工中占有明显优势。乐音除上述特点外,还具有旋律本身表现的规律性以及不可分割的情绪、情感色彩,这就使得音乐材料容易记忆,从而成为赏析音乐的基石。

2. 音乐刺激听分析器,易于产生联觉与联想

心理学研究证实,听觉更容易引起联觉。经如从声音中感受到丰满、明丽是听—视连觉;感受到甜蜜、清新是听—嗅联觉;感受到柔和、圆润是听—触连觉;感受到清脆、铿锵是听—振动联觉。

听觉容易产生联觉这一特征是人在感受音乐时易于产生联想的心理原因。与文学、戏剧相关音乐,特别是标题音乐更易引起听众的联想。比如小提琴协奏曲《梁祝》,当乐曲开头那一段小提琴与大提琴对白性的音乐响起时,人们大都会联想起二人草桥结拜、赴杭读书的情景。

3. 富于瞬时变化的听觉表象易于改变人的认知模式,触发想象

听觉表象的运动变化特点本身就容易打破和改变人们习以为常的固定认知模式。只要有一定音乐知识,加之一定生活的积累,那么在音乐感受过程中思绪不可能一成不变,随着对一些形式和内容的理解,想象的骏马便有了在广阔内心世界中驰骋的余地。由于音乐旋律触发的情感,节奏造成强烈动感所赋予的非同凡响的感染力,音乐能使人进入一个无意想象丛生的幻想世界,

也能使人进入一个有意想象的探索世界。音乐可使人浮想联翩，思路通达，纵横捭阖，为灵感的产生创造了许多机会。

4. 强弱交替的力度变换和节奏起伏易于引起人的情绪反应

音乐与其他艺术相比，更能牵动人的情绪。原因有二：一是因为人的情绪强度变化尤为明显，而乐音的运动、更替而造成的起伏变化的旋律，强弱交替而造成的节奏类型都与情绪变化有很大的相似之处，因此以音乐表现情绪更吻合、贴切、生动；二是由于声音本身对人的心身就具有较强烈和直接的刺激作用，易于引起人们的无意注意，容易陶醉而情不自禁。

5. 音乐感受提高意志水平

音乐是最高的艺术，因为其他艺术只能表现意象世界，而音乐则是意志的外射。图画不能描绘的，语言不能表达的，音乐则可曲尽其韵，曲尽其妙。音乐节奏的起伏，音调的多变恰恰符合人们心情的变化，个人性格、民族特征以及时代精神都可从音乐中听出端倪。音乐不但能表现心灵，更能感动心灵。由于音乐与情绪有较好的吻合性，极易集中精力，积蓄内在力量，协调统一内在目标，改变原本的精神状态，从而增强信心、鼓舞斗志、坚定意志，激发克服困难的勇气。积极聆听还可影响脑电波的改变。脑电波与人的意识状态相关，正常成人的脑电波有 α 波、β 波、θ 波与 δ 波。作为积极聆听，可以听 10～15 分钟的华丽、复杂的巴洛克音乐或者优雅、精致的莫扎特音乐，能使脑电波从 β 波转换为 α

波,从而增强注意力并改善智力结构。也可以听取浪漫音乐(浪漫曲、浪漫交响曲、新浪漫主义曲)、爵士乐或新潮音乐,有助于把左脑抽象思维模式转换为右脑形象思维状态,有利于激发创造力。

二、运动知觉与音乐运动觉

运动知觉是人对物体运动特征的反映,其具体内容有真动知觉、似动知觉、诱动知觉与游动知觉。音乐运动觉大致相当于感觉与知觉之间的概念,是指大脑和肌肉操作活动之间存在着一种反馈系统,这种反馈系统迅速往返传递信息,通常是由下(潜)意识完成的,这些下意识反应是"不自主的动作"。

如果在音乐教育的理论与实践中注重利用音乐运动觉,那么学生的才能可以得到充分的发挥,同时也可以治疗音乐表演中的焦虑症。

三、情绪情感与音乐治疗

情绪和情感过程是对客观事物与人的需要之间的态度反映,是人们对客观事物是否符合自身需要而产生的主观体验。不同特征的乐曲按快乐、愤怒、忧伤、宁静四种情绪加以区分,并与音乐要素中的速度(徐缓—快速)、调式(小调—大调)相结合的音乐情绪模式构成四个象限制成下图。

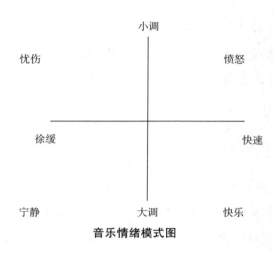

音乐情绪模式图

别特鲁辛对 21 首世界名曲按此种模式进行归类,参见下表。

部分世界名曲情绪模式

音乐情绪模式	音乐情绪	音乐作品
快速的大调	快乐(节日性的、欢腾的、朝气的、愉快的、喜悦的)	肖斯塔科维奇:《节日序曲》 李斯特:《匈牙利狂想曲》6、12 莫扎特:《小夜曲》 贝多芬:《第五交响曲》《第六交响曲》《第九交响曲》
快速的小调	愤怒(激情的、焦急不安的、不宁的、危急的、惊慌的、凶狠的、愤怒的)	肖邦:浅谱曲作品 柴可夫斯基:《暴风雨》前奏,《里米尼的弗朗切斯卡》 贝多芬:《钢琴奏鸣曲》14、23
徐缓的小调	忧伤(忧郁的、悲剧性的、苦闷的、伤感的、凄凉的、哀悼的)	柴可夫斯基:《第五交响曲》起始部,《第六交响曲》 克里格:《萧瑟之死》 肖邦:《葬礼进行曲》

续　表

音乐情绪模式	音乐情绪	音乐作品
徐缓的大调	宁静（抒情的、柔和的、直观的、悲歌的、铿锵的）	舒曼:弦乐四重奏《梦幻曲》 肖邦:《F 大调叙事曲》 舒伯特:《圣母颂》 圣桑:《天鹅》

明尼苏达多项人格测量（MMPI）的 10 个临床量表即 10 项人格特征（疑症、抑郁、癔症、心理变态、男性化女性化、偏执妄想、精神衰弱、精神分裂、轻躁狂症、社会内向），每一项内容都可通过音乐加以表达，这就为音乐疗法治疗这些心理障碍提供了干预手段。也就是音乐治疗家强调情绪决定认知,音乐直接改变情绪进而影响人的行为,这也是音乐治疗进入人的深层意识时,明显优于单纯言语治疗的原因所在。

第四节　音乐心理疗法的社会学机制

人类具有两种属性:生物属性与社会属性。人类健康不仅与生物学因素有关,而且也深受社会因素影响。社会因素是指社会的各项构成要素,包括环境、人口和文明程度（政治、经济、文化等经济基础与上层建筑）。也可将社会因素分为两个方面,即自然环境和社会环境,社会环境主要指公共关系、家庭关系、人际关系等。

当代社会现阶段的特征是科技飞速发展、信息流汹涌澎湃、竞争激烈、节奏加快、机体的生理和心理反应常常滞后,产生了社会生物无节律。这种无节律构成了系列疾病的共同前提,对此,单纯生物医学模式鞭长莫及甚至捉襟见肘。新医学模式认为,疾病是一种社会现象,是多因多果所致。近来研究表明,人群的疾病大约50%与生活方式和行为有关,20%与生活环境和社会环境有关;10%与卫生服务缺陷有关;20%与遗传、衰老等生物因素有关。因此,治疗疾病单开药物处方是不够的,还必须有社会处方、心理处方,音乐治疗就是心理和社会处方的一个重要组成部分。

音乐治疗的社会学机制有以下三个方面:

第一,音乐疗法通过组织各种音乐活动为患者提供一个愉快的人际交往环境,从而增强患者的自信心,促进患者的身心健康。

社会信息和社会交往严重不足与欠缺会影响人的身心健康,精神疾病、心理疾患、儿童孤独症、老年痴呆症以及各种慢性病都存在着不同程度的人际交往不足。音乐治疗师通过组织各种音乐活动如合唱、器乐合奏、舞蹈等,为患者提供了令人欢欣鼓舞的人际交往场所。患者在音乐活动中能逐渐提高交际能力、语言能力,与他人合作的能力以及正确的社会行为、行为与自我克制能力,从而提高了自信心,而自信心与良好的信念,有助于治愈疾病,甚至一些沉疴痼疾。

第二,音乐活动为患者提供一个通过音乐和语言交流来表达、宣泄内心情感的机会,促进了心理康复。

音乐治疗运用一切与音乐有关的活动形式作为治疗手段,如听、唱、器乐演奏、诗歌、舞蹈、美术等,而不只是听音乐。由于在音乐活动中,患者能在情感交流中相互理解、同情和支持,这就能使其心理困扰与情感障碍得以缓解,患者在音乐活动中获得自我表现和成功的机会,有助于消除自卑感、摆脱自闭,恢复良好的心理状态。

第三,音乐通过对人类行为的渗透力、改造力与控制力,提高其免疫力、抵抗力与代偿力。

音乐活动有助于塑造健康行为,改变不良生活习惯(如不良饮食行为与缺乏运动),戒除不良嗜好行为(吸烟与酗酒),远离高危行为(吸毒行为、卖淫嫖娼、自杀行为),克服变态行为(各种人格障碍)以及摆脱疾病行为。

人格是个体各种心理品质(性格、气质、能力)与身体特征的总和,也是个体对环境的行动方式,是个人对社会刺激的特殊反应及其适应社会环境的方式。大量临床病例证实,某些心身疾病与某些性格存在一定的关系,不同类型的性格与疾病有较大的相关性,有的甚至有因果关系。不良人格、性格和行为与疾病相关,而音乐作为一种人类行为方式,可以优化人格、改善性格、塑造新行为,这就是为什么音乐可以治疗多种疾病,这就是音乐疗法可用于治疗支气管哮喘、冠心病、高血压病、胃溃疡、溃疡性肠炎、甲状腺功能亢进症(简称甲亢)、肥胖症、神经症、精神分裂症与偏头痛等疾病的原因。

第四章　音乐与情绪和健康

人们在听音乐的时候会体验到一些情绪的反应,例如忧伤、愉快、兴奋或平静等。那么音乐与情绪究竟是什么关系呢？是音乐本身就是一种情绪的表达？还是音乐引起了人的情绪体验？

我们知道,音乐实际上不能表达这些具体的、指向性的社会性情感,人们从音乐作品中所能获得的只是关于轻松、欢快、哀伤、激动、恬静等基本的情绪体验。

一、情绪与音乐

在音乐美学领域中,基本上可以分为两派:他律论和自律论。他律论认为音乐与其他艺术形式一样,都只是一种人类表达情感或思想的工具或媒介,音乐也要表达音乐以外的人类的情感和思想。人们通常认为音乐即使能够表达音乐以外的东西,也是十分抽象的,但是音乐对情绪情感的表达却是非常具体和细微的。自律论认为音乐所表现的内容就是音乐本身,它不表现,也无法表现音乐以外的任何东西,例如情绪情感、思想理念、故事情节或自然景色。

现在很多音乐心理学家和音乐治疗师都同意这样的一个观

点：音乐激活的是副交感神经系统，而不是交感神经系统。我们知道，交感神经系统激活导致机体的生理唤醒水平上升（紧张），而副交感神经系统激活则相反，导致机体的生理唤醒水平下降（放松）。因此，音乐在让人体验到各种复杂的情绪起伏和变化的同时，确实让人进入一种放松的生理状态。

案例

我们对28周后的胎儿至一岁左右的幼儿进行了临床观察。28周后的泛化反射活动（胎动）每天约上百次，并且孕妇可以明显地觉察到胎动。在孕妇不适或宫体外刺激的情况下，泛化反射显著增加，表现为胎儿不安的骚动。这时如果将耳机放在孕妇腹部，并以较大音量播放抒情音乐，绝大多数情况下，胎儿的反射动作随即减少，由原来的无规律骚动变为平静或有规律的缓慢动作。可以认为胎儿产生了满意的情绪体验，这种效应可一直延续到出生。从新生儿直到一岁左右的婴儿都可以观察到对音乐的意识，他们似乎在用心聆听。多数情况下，在婴儿哭闹不安的时候播放具有轻快节奏的抒情乐曲都可使婴儿安静下来，直到进入睡眠，越是婴儿熟悉的音乐这种效应越显著。

我们可以看到，几乎所有1～6岁的孩子对节奏鲜明的音乐都有某些自发的情绪反应，并往往伴随有自发的舞蹈动作。但是在6岁之后的发展中，这种对音乐的感受力（精确地讲应该是音乐情绪的动机性）显然逐渐衰退下去，至成年之后大部分的人反而往往被认为是"没有音乐细胞"的"音盲"。这种音乐感受力与个体的成熟和文化心理背景的成熟成反比的趋势，不仅仅在个体的发展中可以观察到，而且在人类整体的发展中也可以看到。

让我们分别从音乐的几个主要组成要素来探讨音乐转化为情绪的基本过程。

和声　我们知道，乐器发出的每一个音都是由一个单纯的正弦波的基音之上的许多谐波（即泛音）共同构成的。

力度　乐音的力度表现在物理上的特性为音强。

节奏　乐音组织的节奏是以有规律的强弱变化的律动形式表现出来的。

旋律　一条排除了和声、力度和人为加强节奏等因素的纯旋律，或者说我们排除了其他因素而只从乐音组织的音商变化关系来考虑的旋律，在下丘脑和网状结构中产生的动作电位数量原则上没有大的变化，而且没有任何研究证明音商的变化在下丘脑中可能存在不同的位置上的变化。

速度　乐音进行的速度直接影响下丘脑在单位时间内所接收到的电脉冲动作信号的频率和密度。

二、健康与音乐

音乐与情绪有着天然的联系，而情绪对人的身体健康有着巨大的影响。通常人们对情绪的看法是：（1）我们内心察觉到某种事实;(2) 这引起了某种精神上的感情(叫作情绪);(3) 接着产生了身体上的表现。

心身疾病必须具有下列特征:(1) 情绪障碍是发病因素之一;(2) 常有特殊的个性心理特点类型;(3) 发病率有较明显的性别差异;(4) 同一病人患几种性质类似的疾病;(5) 有同一疾病或类似疾病的家庭史;(6) 常有缓解又复发的倾向。

目前大多数学者认为,心身疾病是指那些心理因素在病因和病程演变过程中具有主导作用或重要作用,但往往又不是唯一因素的疾病。这些疾病常与内分泌系统和自主神经系统密切相关,往往受到丘脑或下丘脑影响。

与心理因素有关的疾病类型

心身疾病	
精神病理状态	注意力不集中、脑力疲劳、易激惹、兴奋性增高、记忆障碍、情绪不稳定、焦虑、抑郁、情绪恶劣等
心身症状	睡眠障碍、嗜睡、疲劳、头昏、昏厥、大量出汗、性功能紊乱等
循环呼吸系统症状	心前区压迫感和刺痛、胸部压迫感受、呼吸困难、喉部块状阻塞感等
腹部症状	食欲不振、厌食、罕见的食欲亢进、口干、呕吐、上腹压痛、胃痉挛等
疼痛症候群	头痛、颈部及肩部痛、腰痛、肢体痛、痛经等
可见客观躯体症状	血压波动、血压增高或降低、脉搏易变、心动过速、期外收缩、一过性面色苍白或潮红、显著的皮肤划痕现象、一过性皮肤大理石纹、胃酸过多或过少、消化不良、体温调节不稳定等

心身疾病	
循环系统	冠心病、原发性高血压、原发性低血压、心律紊乱等
呼吸系统	支气管哮喘、血管过敏性鼻炎、过度换气综合征、枯草热等
消化系统	消化性溃疡、溃疡性结肠炎、结肠过敏、神经性厌食、神经性呕吐、及食道、贲门或幽门痉挛等
泌尿生殖系统	神经性多尿症、阳痿、月经紊乱、经前紧张症等
内分泌代谢系统	肥胖症、消瘦、糖尿病、甲状腺机能亢进症等
神经系统	偏头痛、紧张性头痛、痛觉过敏、痉挛性疾病等
肌肉骨骼系统	类风湿性关节炎、痉挛性斜颈等
皮肤系统	神经性皮炎、慢性荨麻疹、湿疹、银屑病（牛皮癣）、斑秃、瘙痒症、多汗症等
其他	恶性肿瘤、妊娠毒血症、青光眼、弱视、口腔炎等

　　用音乐调节情绪、稳定情绪来达到心身健康的目的，这就是音乐治疗。

第四篇

音乐心理治疗

第一章　音乐心理治疗概述

第一节　音乐治疗的历史

音乐治疗学是一门新兴的、集音乐、医学和心理学为一体的边缘交叉学科，是音乐的作用在传统的艺术欣赏和审美领域之外的应用和发展。音乐在医学和心理治疗领域的广泛应用和令人振奋的临床治疗效果证明了人类的一个古老的信念：音乐具有驱病健身的作用，对于人类的生存具有重要的意义。在古代，人们头脑中的音乐和治病本来就是一回事。

一、史前时代的音乐治疗

史前时代的人相信音乐的力量可以影响精神和躯体的健康。音乐通常与超自然的力量相联系。比如，在某些史前文化社会中，人们相信在重要的礼仪活动中所使用的歌曲来源于超人类或超自然的力量。这些歌曲有他们无法解释的力量，人们在宗教或健康礼仪等活动中求助于这种力量。

在史前文化社会中，仪式中集体活动的力量，包括家庭和社会成员的力量是得到确认的。为了促进生理的恢复,以治疗为目的的降神仪式或歌舞活动可以为患者提供精神和情绪的支持。

二、文艺复兴时期的音乐治疗

在文艺复兴时期,音乐不仅仅被用来治疗忧郁、绝望和疯狂,而且被一些医生描述为预防性药物,认为特定的音乐可作为加强情绪健康的有力工具。对于那些能够负担现场演出的昂贵费用的富人来说,音乐可以帮助他们保持对生活的积极态度。

18 世纪后期,欧洲的医生虽然一直在提倡把音乐用于疾病的治疗,但是医疗理念渐渐地发生了变化。随着对医学科学更多的强调,音乐在治疗中的地位慢慢地降低到了仅有某些具有多学科交叉的整体观念的医生在个案中使用。

在 20 世纪头几年,尽管对音乐治疗的支持是零散的,但仍然在继续。临床和实验研究都提供数据来支持治疗师的关于许多情况下音乐是有效的这一论点。

除了在外科手术中,音乐治疗也被应用在矫形外科和小儿科病房。音乐除了能够减轻焦虑外,通常也降低了药物使用的水平,患者的康复时间也较那些没有接受音乐的患者缩短。

三、音乐治疗在中国的发展

中国的音乐治疗的出现是在 20 世纪 80 年代后期。1980 年美国亚利桑那州立大学华裔音乐治疗教授刘邦瑞在中央音乐学院进行了关于音乐治疗学的讲学，这是第一次对音乐治疗学进行系统科学的介绍。1984年，北京大学的张伯源等人发表了《音乐的身心反应研究》的实验报告，报告指出被试者在聆听欢快的音乐和安静抒情的音乐时的不同生理反应，这是中国第一次发表的音乐治疗科学研究报告。

有关音乐治疗在临床治疗的实际应用，首先应提到的是1984年湖南长沙马王堆疗养院。该院在中国率先尝试对患者使用音乐治疗。在这之后，200多家医院陆续建立了音乐治疗室，为数众多的医务工作者和部分音乐工作者热心地投入对音乐治疗的探索之中。1989年，中国音乐治疗学会成立，并每两三年举行一次全国性的音乐治疗学术会议。遗憾的是，从1984年以来，虽然众多的医院开展了对音乐治疗的尝试，但是绝大部分医院都是采用简单的为患者播放音乐的形式。这种方法实际上是盲目地给患者使用音乐，以为音乐具有像药物一样的作用，只要搞出来一些所谓"音乐处方"，然后对症播放音乐就可以了。事实上，这样简单地使用音乐是不可能起到治疗作用的，其结果只能导致人们对音乐治疗的失望。

根据美国发展的经验来看，音乐治疗通常首先是由医务人员开始探索，但是由于医务人员较为缺乏音乐的知识和技能，始终不能摆脱简单聆听的模式，从而无法真正地使音乐治疗发展和成熟起来。音乐专业人士的介入使得音乐治疗的方法从简单的聆听发展到后来复杂的聆听技术以及各种主动参与和即兴演奏等复杂的方法技术,才使音乐治疗最终得到发展和成熟。

我国最早的音乐治疗教育项目是 1989 年在中国音乐学院成立的音乐治疗大专班。但是由于专业知识和师资准备不足,在招收两届学生后停办。随着我国医疗卫生的理念从单纯的生物医学模式向人文关怀的理念不断转化,很多医疗领域越来越多地重视患者的精神、心理需求。可以预见中国的音乐治疗也将会有一个巨大的发展,音乐治疗师作为一种新兴的职业在不久的将来也会有一个巨大的发展。

第二节　音乐心理治疗的定义及基础理论

音乐治疗是一个系统的干预过程,在这个过程中,治疗师利用音乐体验的各种形式,以及在治疗过程中发展起来的作为治疗动力的治疗关系来帮助被治疗者达到健康的目的。

音乐治疗是一个科学的系统治疗过程,在这一过程中包括各种不同方法和流派理论的应用,音乐治疗的过程也不是一些随机的、孤立的干预,而是有着包括评估,长、短期治疗目的建立,治疗计划的建立与实施和疗效的评价在内的严密的和科学的系统干预过程。

音乐治疗是运用一切与音乐有关的活动形式为手段,如听、唱、器乐演奏、音乐创作、歌词创作、即兴演奏、舞蹈、美术等各种活动。

音乐治疗过程必须包括音乐、被治疗者和经过专门训练的音乐治疗师这三个因素。缺少任何一个因素都不能称其为音乐治疗。音乐治疗正是通过音乐的人际/社会作用、生理/物理作用和心理/情绪作用来达到治疗的目的。

一、音乐心理治疗的基本原理

音乐是一种强有力的感觉刺激形式和多重感觉体验。音乐包含了可以听到的声音（听觉刺激）和可以感到的声波震动（触觉刺激），在观看现场演出时可以产生视觉刺激的体验，在音乐的背景下，舞蹈或运动可以产生肌肉的动觉刺激的体验。另外音乐结构的体验可以长时间地吸引和保持人的注意力，促进人的注意力集中的能力。不言而喻，以上各种体验都是伴随着愉悦的快感进行的。

不同的音乐可以使人产生不同的生理反应，如心率和脉搏、血压、皮肤电位反应、肌肉电位和运动反应、内分泌和体内活性物质（肾上腺素、去甲肾上腺素、内啡肽、免疫球蛋白）以及脑电波等。音乐的节奏可以明显地影响人的行为节奏和生理节奏，例如呼吸频率、运动速度节奏、心率等。另外，不同的音乐可以引起各种不同的情绪反应。同时音乐也是一种独特的交流形式，虽然一首歌的歌词可以传达一些具体的信息，但是对于音乐而言，最重要的交流意义是非语言的。音乐的力量和价值就在于它的非语言的内涵。另外，音乐是一种存在于时间里和由物理结构（空气分子的震动)形成的一种现实存在。这一现实存在是可以被听到、感到、测量到和用图表和符号表示出来的,因此音乐可以成为一个有效的媒介,来帮助那些从现实和社会中退缩出来的患者重新回到现实世界,建立起与外部现实世界的联系。

自我表达障碍、自我评价低下是大部分心理障碍患者和很多生理障碍患者共同的基本心理特点,而一个人必须首先能够正确接受自己,然后才能成功地与外部世界建立起正确的联系。音乐可以成为一个人的自我表达的媒介,丰富自我情感和促进自我成长的途径。在集体的音乐活动这种安全而无威胁的人际环境中,人们可以通过音乐的语言因素和非语言因素的途径来自由表达自己的情绪、情感和意念、思想。在音乐治疗中使用的各种音乐活动可以适应各种不同的功能水平的患者,使他们都可以在音乐活动中获得成功的体验,而这种成功的体验对于一个人的自我形成和自我评价是很重要的。

音乐活动通常是集体参与的活动,这种共同的参与过程又常常会有助于建立起一个良好的、亲密的合作关系,并进一步为自己创造一个和谐的、安全的社会环境。音乐的本质,要求参与者的密切配合和精神的合作,任何合作上的失误或失败都会马上导致音乐效果的不谐和失败,而且这种不谐和失败立即反馈给每一个参与者,造成听觉、心理甚至生理上的不快感。因此,音乐本身具有一种强大的力量,要求所有参与者进行完全的合作,并迫使人们控制可能破坏音乐和谐的任何自我冲动和个性表现行为,从而使患者在音乐活动的过程中学习与他人合作和相处的能力和技巧,这种在音乐中的合作能力最终会泛化和转移到他们的日常生活中。另外,音乐的魅力和愉悦性也会吸引那些社会性退缩的人们参与到音乐的社会活动中去,从而改变其自我封闭状态。各种不同的音乐活动可以帮助患者发展其听觉、视觉、运动、语言交流、社会、认知以及自救能力和技巧。同时音乐还可以帮助患者学习正确地表达自我情感的能力。

音乐治疗的过程一般包括四个主要步骤:

1. 确定患者的问题所在,对患者的症状、生理、情绪和社会状态全面评估。

2. 制订长期和短期的治疗目标。

3. 根据治疗目标制定与患者的生理、智力、音乐能力相适应的音乐活动计划。

4. 音乐活动的实施并评价患者的反应。

二、音乐在心理治疗中的作用

音乐在临床的治疗中的作用可以分为四个方面:生理/物理作用、人际/社会作用、心理/情绪作用和审美作用。

(1) 生理/物理作用

国外大量研究证实,音乐可以引起各种生理反应,如使血压降低、呼吸减慢、心跳减慢、皮肤温度升高、肌肉电位降低、皮肤电阻值下降、血管容积增加、血液中的去甲肾上腺素和肾上腺素含量降低等,从而显著改善人体的内稳态,减少紧张焦虑,促进放松。生理和心理上的长期紧张会对人体造成严重的损害,导致心血管系统疾病,如心脏病、高血压;肠胃系统疾病,如胃溃疡、十二指肠溃疡等;还有癌症、神经性皮炎、神经性皮炎、荨麻疹、偏头痛等。因此音乐可以对上述疾病的治疗有良好的作用。

（2）人际/社会作用

音乐是一种社会的非语言交流的艺术形式,音乐活动（包括歌唱、乐器演奏,创作等）本身就是一种社会交往活动。社会信息和社会交往方面的不足,会严重影响人的心理健康,而患有精神疾病、心理疾病、儿童孤独症,包括老年痴呆症在内的各种老年疾病的病人,以及长期住院的各种慢性病患者,都存在不同程度的人际交往功能障碍或不足。

音乐治疗师通过组织各种音乐活动,如合唱、乐器合奏、舞蹈等,为病人提供一个安全愉快的人际交往环境,让他们逐渐恢复和保持自己的社会交往能力。病人在音乐活动中学习和提高他们的人际能力、语言能力、正确的社会行为、行为的自我克制能力、与他人合用的能力,并提高自信心和自我评价。另外,音乐活动为病人提供了一个通过音乐和语言交流来表达、宣泄内心情感的机会。病人在情感交流中相互支持、理解和同情,使病人在心理和情感上的困扰和痛苦得到缓解。病人在音乐活动中获得了自我表现和成功的机会,从而提高了自信和自我评价,促进了心理健康。

（3）心理/情绪作用

生活常识告诉我们，音乐对于人的情绪有巨大的影响。在音乐治疗的临床应用中，治疗师并不是简单地使用积极的音乐来改变病人的消极情绪。要想影响和改变病人的不良情绪，首先要使用与病人目前情绪状态同步的音乐，让音乐与病人的情绪产生共鸣，然后才能通过逐渐改变音乐的情绪特点，以逐渐改变病人的情绪状态。

个体受到打击或精神创伤的时候，产生强烈的痛苦情绪的反应是正常的生存能力，它能帮助人类回避具有伤害性的情境或事件。个体如果能够及时充分地把自己的消极情绪宣泄出去，再严重的创伤也会逐渐痊愈。但是由于文化的原因，人们总是本能地尽量压抑心中的痛苦情绪，而长期压抑往往是造成各种创伤后遗症，甚至人格改变和扭曲的根本原因。音乐具有宣泄情绪的重要作用。根据这一原理，音乐治疗师大量使用抑郁、悲伤、痛苦、愤怒和充满矛盾情感的音乐来激发个体的各种情绪体验，帮助他或她尽可能地把消极情绪宣泄出来。当消极情绪发泄到一定程度时，人内心深处的积极力量就会抬头，这时音乐治疗师逐渐开始使用积极的音乐，以支持和强化内心的积极的情绪力量，最终帮助个体摆脱痛苦和困境。对治疗对象来说，这是一个重新面对和体验自己丰富的内心情感世界，重新认识自己，并走向成熟的过程。因此只要情绪改变了，人的看法也会随之改变。

（4）审美作用

音乐是所有艺术形式中唯一在自然界和客观环境中没有原型的艺术。恰恰是因为音乐在现实世界中没有原型，它就格外地不用受到现实世界的束缚，完全依据人类内心世界的需要随意变化，无所顾忌。也正是因此，音乐与人的内心世界的关系最为直接和贴近。换句话说，音乐纯粹是人类心灵的创造物，不受客观现实世界的任何束缚，它是人类内心世界的直接外化。人类在音乐中体会到了完全的自由和解放，也就找到了人类灵魂的自由本质。我们可以看到人们对歌星的喜爱，这是因为音乐最能激发人类内心深处对自我的本质力量的体验。

音乐可以是各种各样的风格，表现各种各样的情绪，可以是高雅或低俗的。任何声音只要具备了音高、音色、节奏等音乐基本要素，就脱离了现实世界，完全成为纯粹人类灵魂的创造物，于是它就具备了美的特质。

客观世界本身并没有美与不美的区别，只有当人类将其体验为美，客观世界才具有了美的内涵。一个人如果体验到了美，就体验到了自己生命的本质力量。如果一个人经常在自己的生活中体验到美，那么这个人的生命就一定是生机勃勃、积极向上的，美的体验像一座桥梁把音乐和生命紧紧地连接了起来。一个人如果能够在音乐中体验到美，那么同时他也就体验到了生命的美，而当他体验到了生命的美，他也就体验到了自己的积极的生命力。人类美的体验就其本质来讲，是一种对自我内部的积极的生命力的体验。

美与人类的健康有什么关系呢？美的体验对于治疗,特别是心理治疗的意义在哪里呢?

长久以来,人们都把艺术的审美体验解释为超出现实生存需要之上的一种纯精神的需要,与人类的生存没有直接关系,是一种精神的享受和崇高境界的修养。马斯洛的人类需要的层次说:人类首先要满足包括吃、住、安全等最基本的生存需要,然后才会追求自我价值和自我实现等精神上的满足。很多音乐理论家也强调,当人们的基本温饱问题得到解决之后,才会开始追求包括音乐审美在内的各种精神层面上的满足。

人类在音乐活动中不断地体验音乐的美的震撼,从而不断地增加对生命力的积极体验,以便能够增强应对痛苦、恐惧、压力和疾病的能力。所以说,音乐对人类而言不是一种脱离生存需要的精神享受,而是实实在在的、最直接的生存需要,因为它可以直接增强人类的生命力。

每个人身上都存在着好与坏、生与死、积极与消极、乐观与悲观的对立的体验,这两种对立的体验形成了人的生命中积极和消极两种对立的力量和倾向,两者此消彼长,从而决定了个体的生命力是衰落枯竭还是蓬勃向上。

如果个体能够在自己的生活中经常体验到快乐和愉悦,也就是美,他就能感受到自身生命的美好,他的生命力就是强大的,具有对打击和创伤的强大承受力和自愈自救的力量。如果个体不能在自己的生活中感受到快乐、愉悦和美，他就不能感受到自己生命的美好，那么他自然会感受不到自己生命的价值和意义，于是就生不如死，甚至自杀。

在成功的音乐治疗过程中，来访者并不是被治疗师的高超技术挽救，而是在美的音乐伴随下进行的一个自救的过程。美的音乐不但可以帮助来访者淋漓尽致地宣泄压抑已久的消极情绪，更重要的是可以唤醒来访者对美的体验，也就是唤醒来访者内心积极的生命的力量。而这种美的、积极的生命力量最终引导来访者自己走出困境，摆脱痛苦，并找到解决现实困难的办法或方向。

音乐的美具有在无意识之中把痛苦消极的创伤体验转化为积极深刻的人生体验的神奇功能。

在以音乐联想为手段的音乐心理临床治疗中，如果来访者在音乐联想过程中越来越多地出现美好的联想，越来越多地感到美的体验，治疗师就会很快地意识到来访者已经开始从痛苦的泥潭里走出来了，治疗的进程已经开始进入一个新的历程。治疗对象在音乐的激发下重新面对自己的情感矛盾或创伤经历，在音乐的美的感染下，痛苦的情感体验和生活经历逐渐转化为一种悲剧式的审美体验，从而得到升华，最终成为自己人生不可多得的精神财富，其人格也因此走向成熟。成功完成这种音乐心理治疗的人通常会在性格上变得更加开朗和自信，在人格上更加成熟，并获得一种在精神上得到新生的体验。

三、音乐心理治疗的层次

音乐治疗的临床应用分为三个层次。

1. 支持性的层次

在支持性层次的治疗中,治疗的目标一般来说是通过各种治疗性的音乐活动,而不是通过心理的内省或心理的分析来达到的。支持性音乐治疗活动是通过提供患者参与和体验治疗过程的机会,以强化患者健康的行为。活动的目标是增强正常的心理防御机制,促进正确的行为控制能力,支持健康的情感和思想,打破社会性孤立状态,提供安全感和现实社会的信息刺激,把患者置于集体的动力影响之下,并对紧张焦虑的患者起到安抚作用。

2. 认知和行为的层次

在认知和行为层次的音乐治疗过程中,音乐活动的同时伴随着治疗师与患者之间的语言交流,而且语言的交流越来越重要。在治疗过程中,音乐活动的内容主要是针对情感和思想观念来安排的,并成为语言讨论过程的主题。治疗的注意力主要集中在对"此时此地"的体验以及治疗师与患者之间的人际反应过程。在这一层次的治疗中,患者的心理防御机制和不正常的人际行为都可能受到挑战,而治疗的目的是建立和促进正确的社会行为模式。

3. 心理分析和体验的层次

音乐与潜意识活动有一个显著的共同特点,即它们的非语言性。音乐与潜意识一样,就其本质来说,是无法用语言来描述的,正所谓"只可意会不可言传"。但它们都对人的情绪心理产生巨大的影响。

在这个层次上,音乐治疗活动被用来发现、释放和解决那些对人体的人格发展产生消极影响的潜意识矛盾。心理学认为,人的适应性行为不是建立在思想意识之上,而是由人的潜意识的心理活动引发的,例如生活中与现实矛盾所产生压抑等。在这一层次的治疗中,音乐治疗活动常常被用来引发联想和与现在或过去经历有关的情感,被治疗者的潜意识内容被用来重建新的心理防御机制,深化自我,促进自我的冲动控制能力和更加成熟的本能动机及内驱力,进而达到重建人格的目的。

第三节　治疗中的音乐的界定

一、治疗优先

在音乐治疗中首先要考虑的是音乐临床使用的价值和作用,然后才考虑的是它的艺术价值和审美标准。所以治疗中并不强调音乐治疗师的艺术造诣和来访者的艺术等级。

二、无评判的接受

音乐治疗不仅仅局限于给治疗对象播放录制好的音乐大师

的音乐唱片,也不仅仅局限在由经过专业音乐训练的音乐治疗师为治疗对象演奏音乐。治疗对象通常需要积极地参与音乐的创造过程。

事实上,音乐治疗的对象在大多数情况下是没有音乐背景的,甚至由于自身的问题,他们很可能不具有完整感受音乐的能力。很多时候,治疗对象参与音乐活动的意义并不在于音乐的结果或效果,而在于他们对于音乐过程的探索和体验。

音乐治疗师对于治疗对象的音乐潜力需要无评判地完全接受。音乐治疗师为了帮助每一个治疗对象在音乐活动中发挥自己的各种功能的潜力,无论他们的音乐是否悦耳,总是接受他们的音乐结果。

三、重感官的应用

虽然我们通常认为音乐是一门听觉的艺术形式,但实际上音乐同样还涉及了视觉的、触觉的和运动感觉的感知觉刺激,同时人们对于音乐的反应也包括以上各个感知觉通道。

我们可以听、看和感觉音乐。当我们演奏一件乐器,我们在感觉乐器的形状和结构,同时还会通过演奏乐器的动作来感受肌肉运动的反馈。我们用眼睛去看乐谱或其他乐队成员,我们用耳朵来听我们演奏的音乐,以及用身体来感觉我们所演奏的声音所引起的振动感觉。

因此,作为"刺激",音乐提供了多重感官的"输入",而作为

"反应",音乐提供了多重感官渠道的"输出"。正是音乐的这种多重感官的特点使得它成为治疗中的一个理想的工具。实际上在音乐治疗的临床实践中,艺术性的音乐过程与治疗过程是平行存在的。

第四节　音乐心理治疗的方法

音乐心理治疗的方法虽然很多,但是大致可以分为三种:接受式、再创造式和即兴演奏式。接受式音乐治疗的方法是通过聆听音乐的过程来达到治疗的目的;再创造式音乐治疗的方法是通过主动参与演唱、演奏现有的音乐作品,根据治疗的需要对现有的作品进行改变的各种音乐活动(包括演唱、演奏、创作等)来达到治疗的目的;即兴演奏式音乐治疗方法是通过在特定的乐器上随心所欲地即兴演奏音乐的活动来达到治疗的目的。

一、接受式音乐心理治疗

接受式音乐治疗强调聆听音乐以及由聆听音乐所引起的各种生理心理体验。

1. 歌曲讨论

这是最常用的方法之一,多用于集体治疗。可以由治疗师或被治疗者选择歌曲,聆听之后对音乐以及歌词的含义进行讨论。此方法的目的在于:

（1）引发小组成员之间的语言和情感交流。

（2）帮助被治疗者识别不正常的思维和行为。

（3）被治疗者对某一种音乐风格、形式或某一首歌曲、乐曲的喜爱和认同往往能反映出他的深层心理需要或人格结构特点。

2. 音乐回忆

治疗师要求被治疗者选择一首或数首歌曲或乐曲在小组中播放。这些歌曲或乐曲都是他在自己的生活经历中具有特别意义的。此方法的目的在于引发音乐所伴随的情感和回忆。

3. 音乐同步

治疗师使用录制好的音乐或即兴演奏音乐来与被治疗者的生理、心理状态同步。被治疗者与音乐产生共鸣后，逐渐地改变音乐，把被治疗者的生理、心理和情绪状态向预期的方向引导，以达到治疗目的。

4. 音乐想象

被治疗者在特别编制的音乐的背景下产生自发的自由想象。这种想象通常是生动的视觉联想，有时会伴随强烈的情绪反应，想象不会是无意义的，它往往会与被治疗者的深层内心世界和潜意识中的矛盾有关。

音乐想象还可以分为引导性的和非引导性的：

引导性的音乐想象特点是治疗师始终引导和控制着音乐想象的全过程，其中包括对音乐的选择、想象情景的设定以及过程中想象进程的发展,而被治疗者基本上是跟随治疗师的引导进行想象。

非引导性音乐想象的特点是治疗师不对被治疗者的想象进行引导,而是把想象的主动权交给被治疗者,让被治疗者进行自由联想,而治疗师对想象内容的方向的控制是通过对音乐的选择来体现的。

5. 音乐引导想象

完整系统地以使用音乐想象为手段的治疗方法,称为"音乐引导想象"。

6. 音乐生物反馈

把聆听音乐作为行为矫正的强化刺激物,音乐就成为改变行为的理想的强化物。音乐作为强化物的方式分为四种:(1) 随因强化;(2) 时距强化;(3) 随机强化;(4) 综合强化。

(1) 随因强化方式:当希望的行为每次出现时都随即给予音乐强化。

(2) 时距强化方式:当希望的行为出现频率达到一定的次数(三次或五次)后给予一次音乐强化。

(3) 随机强化方式:音乐强化物的给予是随机的,无规律的。

(4) 综合强化方式:这种方式是将上述三种强化方式结合在一起使用,以发挥各自的优点,而避免各自的缺点。

7. 音乐振动治疗

音乐振动治疗使用音乐的频率振动,特别是低频的振动直接作用于治疗对象的身体,通常伴随着音乐聆听,以达到某些心理、生理或医疗的目的。

8. 音乐感知觉刺激

通过聆听音乐来促进和加强各种患有感觉障碍,如耳聋、目盲和阿尔茨海默症等患者感知觉的接受能力。

9. 音乐现实定位

通过聆听音乐帮助患者与现实生活环境建立联系,消除意识混乱和现实感知觉丧失,并促进患者的自我意识和环境意识。

10. 音乐镇痛

音乐镇痛的机制可能基于两个方面:(1) 听觉神经中枢在大脑皮质的位置与痛觉中枢的位置相邻,都位于大脑的颞叶部分。由于音乐刺激引起听觉神经中枢的兴奋而造成对痛觉神经中枢的抑制;(2) 音乐信号会刺激脑垂体的内啡肽分泌增加,而内啡肽具有明显的镇痛作用。

11. 投射式音乐聆听

指治疗对象在聆听音乐或某种特别设计的声音时进行自由联想,在聆听之后,治疗师要求治疗对象根据自己的联想编写出一个故事,而治疗师根据故事的内容以及治疗对象的问题进行分析和诊断。

美国音乐治疗家 Crocker 创立了一个针对儿童的心理治疗方法,称为"投射式即兴演奏"。治疗师在钢琴上进行即兴演奏,以引发儿童的投射性故事、语言和讨论。他的方法可以分为 4 个步骤：

（1）首先在钢琴上呈现各种不同的和弦，以引发儿童的联想。

（2）治疗师根据儿童的联想开始即兴演奏钢琴，而儿童则根据治疗师的音乐演奏编故事。

（3）治疗师根据儿童对故事或故事中的某些有意义的话确定标题，并根据这个标题进一步进行即兴演奏。

（4）治疗师帮助儿童编写一首有关自己家庭成员的歌曲。

12. 音乐无痛分娩

音乐治疗能在产妇分娩时用音乐来转移产妇注意力，并起到镇痛作用。

13. 音乐肌肉放松训练

肌肉渐进放松训练的方式可以分为两种：主动式和被动式。主动式的方法是在治疗师的指导下，治疗对象学习让身体的各个部分不断地练习紧张和放松，从而体验到紧张和放松的不同感觉，并掌握放松的方法。

被动式的做法较多，与主动式的区别在于在治疗师的指导下直接放松身体的各个部位。

14. 音乐系统脱敏

音乐系统脱敏是建立在传统心理治疗的系统脱敏方法基础上的一种音乐治疗方法。系统脱敏属于行为主义的一种行为矫治方法,通常被使用在恐怖症的治疗中。

系统脱敏包括两个部分:肌肉渐进放松和等级脱敏。治疗程序如下:

(1)确定最为容易引起焦虑、恐惧的环境、人物、场景或物体。

(2)询问和确定治疗对象在生活中还有哪些情景也会引起即使是极为轻微的紧张、焦虑或恐惧,并将全部情景写下来。

(3)请治疗对象根据自己的体验给这些情景打分。引起紧张、焦虑或恐惧最为轻微的情景为 1 分,然后按照引起焦虑紧张或恐惧的程度打分,由低向高排列,直至治疗最终需要解决的目标情景。

(4)要求治疗对象开始肌肉渐进放松练习。

(5)开始想象可能引发紧张、焦虑或恐惧的情景。从打分为 1 分的情景开始,任何时候当治疗对象感到紧张、焦虑或恐惧,哪怕是一丝,立即停止情景的想象,重新开始肌肉渐进放松练习。

(6)当治疗对象恢复了放松的状态后,再次进入刚才引起紧张、焦虑或恐惧的想象情景。如果再次出现紧张、焦虑或恐惧的体验,立即停止想象,回到放松练习中去。

(7)进入下一个情景。直到治疗对象打分最高的情景也不再出现任何紧张、焦虑或恐惧的反应为止。

15. 音乐精神减压放松

现代都市生活充满了紧张和压力,而长期的紧张状态会引起各种身心疾病,如高血压、心脏病、胃溃疡、十二指肠溃疡、神经性皮炎、荨麻疹、偏头痛、失眠、糖尿病、癌症等。音乐的精神减压放松可以起到很好的作用。

16. 音乐催眠

音乐催眠的方法与音乐精神减压放松的方法十分类似,但是顺序相反。在音乐精神减压放松中,首先进行肌肉渐进放松训练,然后进行音乐想象。而在音乐催眠的方法中,首先进行音乐想象,然后进行肌肉渐进放松训练。

二、再创造式音乐心理治疗

再创造式音乐治疗强调的是让被治疗者不仅是听,而且要亲身参与各种音乐活动。此方法通常包括演唱演奏和音乐技能学习两类。

无论是演奏演唱还是技能学习,当音乐活动是非音乐的目的时,也就是以过程为取向时,治疗的中心在于音乐活动的过程,即被治疗者在演奏演唱和技能学习过程中所表现的行为和相互间的反应。

另外还有些被治疗者退缩、孤独,害怕和回避与他人交往,经过一段时间的集体音乐演奏活动后,逐渐开始融入集体生活,与他人的交往也大为增加。

当音乐活动是以音乐为目的时,也就是以结果为取向时,治疗的中心则集中在音乐行为的结果。被治疗者克服生理或心理障碍,努力学习音乐技能,最终获得音乐上的成功。

被治疗者在演唱演奏中所获得的成功感可以有效地改善治疗者的自我评价,增强被治疗者的自尊心。这一点对于那些长期住院的被治疗者、智障儿童、严重的残疾患者和精神病院的患者尤为重要。

每一个正常的儿童实际上都具备一定程度的音乐能力。当一名儿童表现出某种音乐能力的缺乏时,这意味着他的生理或心理的某些方面出现了问题。为了治愈或解决这些生理或心理方面的问题,音乐治疗师训练儿童这方面的音乐技能,当儿童的音乐能力恢复并发展了,他的生理或心理问题也就随之解决了。

三、即兴演奏式音乐心理治疗

即兴演奏所用的乐器多为简单的,不需经过长期学习训练即可演奏的节奏性和旋律性打击乐器,如各种不同型号的鼓、三角铁、铃鼓、木琴、铝板琴等。而治疗师多是用钢琴或吉他参与演奏。

即兴演奏的结果可能是和谐动听的,也可以是杂乱无章的,这反映出整个治疗小组的人际关系状态。在多数情况下的规律是这样的:和谐—杂乱—新的和谐。在即兴演奏的人体治疗中,治疗目的主要是建立起良好的治疗关系,以及帮助被治疗者利用自发随意的演奏来抒发和宣泄自己的情感。

第五节　音乐心理治疗的形式

音乐治疗的形式分为集体治疗和个体治疗两种。治疗师根据治疗的目的、病人的生理心理条件和治疗的环境条件，选择不同的治疗形式。

一、个体音乐治疗

个体音乐治疗是指一个治疗师与一个病人一对一的个体治疗形式。这里的医患关系应该建立在共情、理解、信任和支持的基础上。治疗师与病人应该是平等合作的关系，共同积极参与治疗过程，帮助病人达到治疗目的，而不是普通医患关系中那种医生与病人的关系，这是个体音乐治疗中医患关系的关键所在。

就个体音乐治疗的目的而言，适用较深层的心理分析与治疗，它为病人提供了一个开放和暴露自己内心深处的情感甚至隐私的安全环境。

二、集体音乐治疗

集体音乐治疗的目的与个体治疗不同。集体治疗强调的是小组成员之间的动力关系。集体治疗的特点在于为病人提供一个"小社会"的环境，病人在集体的音乐活动中与其他成员以及治疗师形成多层次、互动的治疗关系。每个成员的行为和心理都受到其他成员的影响,并同时影响着其他成员。在这一集体环境中,有社会行为障碍的病人可以通过音乐活动和音乐交流学习来促进自己的社会交往和沟通能力,学习理解和接受他人的情感和行为,病人可以在这一环境中逐渐调整自己的社会角色,建立起集体意识和社会现实感,控制不良的社会行为,强化社会接受的行为。

同类病人在一起可以相互交流情感体验,学习和了解其他成员的经历,反过来增加对自我的了解和体验。小组成员在一起相互支持、理解、倾诉,分担彼此痛苦,从而获得安全感和认同感,并从其他成员的经验中学习应对打击和痛苦的方法。

小组以 8~12 人为宜。人数过多容易失去控制,治疗师也不易给每位成员以足够的注意。人数过少则缺乏足够的交流,也难以形成丰富的人格特征类型。座位应安排成一个圆圈,使每一成员,包括治疗师都有一个平等的位置。

在集体治疗中,最重要的是充分调动小组成员之间的互动反应,避免每一个成员都仅仅与治疗师发生反应。小组成员之间的动力关系远远比治疗师和个体成员之间的动力关系更为重要。

第二章　音乐心理治疗的理论、应用和实践

音乐心理治疗指的是用音乐来治疗心理疾病。自闭症、脑瘫、智力障碍等各种患儿能够通过唱歌、玩乐器、制作乐器、参加演出等活动来改善自己的病情，甚至疗愈自己。

第一节　音乐心理治疗导论

一、音乐的功能

音乐之所以能够成为治疗工具，主要是因为它的独特性。首先，音乐给人带来一种愉快和正面的感觉。比起一些医疗工具，音乐是和蔼可亲的。再者，音乐具有提升动力的作用。

音乐是一种国际语言，音乐可以让人们无障碍地享受沟通，它的构建包括了旋律、节奏、和弦及音量等元素。由于音乐本身就具有结构，因此带来沟通的方便，这种特点尤其见效于有特殊需要的人士身上。儿童的治疗课件通常都是以《欢迎歌》作为序幕，以《再见歌》作为结束。

其实，人的一生都是充满着音乐的，从婴儿时期的催眠曲到

孩童时期的童谣、从青少年时代的流行曲到步入中年时的怀旧歌曲、从长者的地方歌曲到生命最后一程的安魂曲，人的一生都是与音乐分不开的。

音乐除了可以促进情绪表达、沟通、娱乐文化建立和身体反应（如心跳速度）以外，还可以强化社会行为。不同类型的音乐告诉我们正在进行的一些社会活动，如国歌就是升旗仪式、宗教歌曲就说明宗教活动正在进行、广告歌就是销售时间、电话铃声是提示沟通等。既然音乐是人生活中的一部分，可以成为强有力的治疗工具也是理所当然的。

二、音乐心理治疗的治疗目标

音乐心理治疗的治疗目标分为五大类（CAMES），它们包括：

（1）沟通能力（Communication skills）包括言语和非言语沟通，如来访者听懂指令了吗？他会怎样表达自己呢？当然，沟通能力还包括语言技巧，比如说他的发音清晰吗？词汇运用如何？语言速度与音量又怎么样呢？

（2）认知能力（Academic skills）这方面包括了注意力、学术概念如数学和颜色、空间概念如前后左右等、跟从指示能力和记忆力等，比如说来访者能专注于活动的时间有多久？他在听到指令后有何反应？执行能力如何？

（3）动作技能（Motor skills）这方面包括了粗大运动和精细动作的发展，如来访者能否手握鼓棒打鼓？他能随着治疗师舞动身体吗? 协调能力如何?

(4) 情绪表达(Emotion)这方面包括了自我形象、自我控制和自我表达能力等,如来访者是否常常低下头? 他又是否使用一些自贬的语言? 他的情绪稳定吗?

(5) 社交能力(Social skills)这方面包括了与治疗师的关系、与其他组员(若有)的关系和来访者在小组里的表现等,如个体有没有尝试与其他组员建立关系? 他可以在活动的过程中等候吗? 他有表现出合作吗? 参与度又怎么样?

音乐治疗是利用音乐和音乐治疗活动去帮助有需要的个体改变行为,同时达到治疗目标,这个理念与音乐教育的目标——教导人们音乐——是不可以相提并论的。

三、音乐心理治疗师应具备的能力

第一,基本音乐技巧:如演奏乐器、声乐、指挥、乐理、音乐历史、音乐文学等。

第二,基本临床知识:音乐治疗是一门结合音乐、心理学和医学的学科,因此一些心理学课程如发展心理学、变态心理学、音乐心理学、社会学、生物学以及人体生物学和精神科诊断学科也是必修课目。

第三,音乐治疗知识和运用原则:当中包括音乐治疗理论和密集式临床实习。

音乐治疗师的工作包括评估、制定治疗目标、设计治疗活动、评估治疗成效、帮助来访者运用技巧等,是一个充满挑战性和机会的新兴行业,特别适合一些喜欢从事教育工作的个体。音乐治疗师的个人素质不但需要包括一颗真诚助人的心、有能力与有不同需要的来访者建立治疗关系,同时还需要拥有共情、耐心、创意、丰富想象力、对事物持开放的态度、理解他人等特质。

五项决定治疗课程有效程度:① 对来访者在治疗过程中的理解;② 治疗师本身在治疗过程中的自我认知;③ 音乐在治疗过程中的决定性角色;④ 音乐治疗的有效干预方法;⑤ 治疗过程。

四、治疗关系

音乐治疗中治疗关系的建立:

(1)动机

动机是指参与治疗过程的原因,来访者和治疗师都会有不同说法。

(2)沟通

沟通是信息准确交流的重要手段,来访者与治疗师都会通过表达和接受的渠道使用语言和非语言来交流,增强彼此的信任和亲和力。

(3)合约

合约是治疗师与来访者表达对治疗目的的理解和同意彼此责任的协议,形式可以分三种:暗示、口头、书面。

（4）共情

共情是指明白对方的观点，就像治疗师对于来访者的反应、感觉、态度等都要表现出客观与理解，同时也要表现出关心和感兴趣。

（5）互相尊重

互相尊重是指治疗师与来访者会完全尊重对方的人权和个性，不受对方的权力、感觉、价值、尊严、选择、经历、背景等因素影响。

（6）信任

信任是对于对方一些特征的信心，例如来访者相信治疗师仁慈、诚实、真诚、可靠、有责任感、有能力、自然、非批评、行为恰当，治疗师认为来访者是有价值的人、尊重隐私等。

五、音乐心理治疗师的自我成长

一个合格的音乐心理治疗师应当具备以下素质：

明白自己：知道自己的身份、人生目标、价值，同时能够付诸行动。

尊重和欣赏自己：乐于付出情感，在有需要的时候也不会羞于寻求支持。

能够认识和接受自己的力量：不会妄自菲薄，也不会贬低他人来凸显自己。

对改变采取开放的态度：当发现不足的时候会勇于探索未

知,拒绝墨守成规。

乐于发展自我和他人的觉悟:明白有限的觉悟会限制自由,因此投入精力去拓展意识。

愿意和容忍模糊:参与但不模仿不同治疗师的治疗手法,并发展出自己的风格。

同理但不移情:理解来访者的情感但不失去治疗师的身份。

以生命为本:积极面对而不会退而求其次。

可靠、忠诚、诚实:忠于自己,不刻意隐藏。

具有幽默感:懂得从不同的角度看事情,用幽默化解冲突。

勇于承认错误:不会淡化自己的错误或者过分地责备,会从错误中学习。

活在当下:有能力经历现在和在别人的当下施以援手。

察觉文化的影响:尊重不同的文化,同时对他们的影响有敏感度。

做出选择去塑造自己的生命:明白自己并不是受害者,同时在需要时愿意做出选择。

关注他人的福祉:包括尊重、关心、信任和真正地重视他人的价值。

完全投入工作并衍生意义:承认工作带来的回报,但不成为工作的奴隶。

能够维持健康的界限:懂得平衡生活,不会把来访者的问题带到自己的生活中,知道如何拒绝,也能察觉自己耗竭的信号。

六、音乐治疗干预手法性质分类

音乐治疗作为活动治疗，主要包括沟通、认知能力、动作技能、情绪表达、社交能力等五方面。

具教育目的的领悟音乐治疗，这一类的音乐治疗主要集中在探索与讨论潜意识的感觉，最后达到领悟和功能的提升，所以音乐的功用就是作为引发此时此刻情绪和认知反应的重要工具。除了音乐，治疗师也会通过语言去帮助来访者检视自己和其他人的关系，在探索的过程中就可以发现导致紧张关系的来源和自己在营造那些不良行为方面的责任。

具重建目的的领悟音乐治疗，这一类的音乐治疗是通过音乐所产生的影像和感觉，帮助来访者发掘一些与过去或者现在有联系的无意识深层次感觉。

七、音乐治疗与医学

音乐治疗法在生理医学方面和心理社会方面的一些应用举例。

1. 生理医学方面，音乐是治疗的主要作用剂

（1）利用音乐去影响个体的心跳频率、血压、皮肤反应、肌肉张力等。

（2）使用音乐来提升个体的免疫力。

（3）通过音乐来促进深呼吸与呼吸频率。

（4）使用音乐镇痛。

（5）利用音乐去减低压力荷尔蒙的水平。

2. 心理社会方面，音乐是治疗的媒体

（1）利用音乐去降低患者手术前的焦虑水平。

（2）在个体接受透析的时候，用音乐来分散个体的注意力。

（3）通过音乐帮助一些被隔离的个体减少抑郁的感觉。

（4）使用音乐减轻个体创伤感和恐惧感。

（5）通过音乐帮助个体做出治疗上的决定。

（6）利用音乐促进患者之间的支持。

（7）通过音乐为接受长期护理的患者提供社会交往机会。

（8）为末期患者的家属提供支持。

第二节　音乐心理治疗的基本要素

不管是音乐治疗、舞蹈治疗、游戏治疗或心理治疗，音乐、动作、游戏媒介及治疗技巧虽然都很重要，但是如果没有治疗者创造出尊重、温暖、兴趣、关怀、了解、真诚、共情、相互分享、接纳、欣赏的人际互动气氛，求助者不可能真实展现自我而发生较深的改变。治疗永远是发生在人与人之互动历程中的。

求助者和音乐心理治疗师相互关系的品质是影响疗效的重要基础因素，这种关系的成长是促使改变发生的基石。（1）求助者和自我、他人及环境的关系；（2）求助者和音乐的关系；（3）求助者和乐器的关系；(4)求助者和治疗师的关系。

治疗师除了要有音乐的相关素养和训练外，也需具备生理学、心理学及治疗的相关知识，以及对服务对象的特性及病理学知识的了解。

音乐是有组织的声音活动，包括节奏、旋律、和声，创作者必须通过生理及心理的反应活动，将声音的基本要素互相作用并组织起来，才能形成音乐。它可以刺激生理反应、情绪反应、心理反应、社会互动、美感和精神灵性的超越体验。

第三节　音乐心理治疗的取向

音乐心理治疗可以系统化地归纳为四大取向，分别是：心理治疗取向的音乐心理治疗、音乐取向的音乐心理治疗、教育取向的音乐心理治疗和医疗取向的音乐心理治疗。

一、心理治疗取向的音乐心理治疗

心理动力取向的音乐治疗、引导想象音乐治疗和其他心理治疗学派的音乐治疗，重视潜意识，认同超我、自我、本我的人格结构，强调移情关系，强调整体人格改变，强调诠释的重要等。

以移情关系或客体关系来理解治疗关系，以音乐作为探索潜意识动机的媒介，或于治疗中运用音乐的象征性。治疗师也可以运用动力治疗的技术，例如：自由联想、梦与心象的诠释、移情诠释等,帮助求助者了解其潜意识冲突、情感、动机、象征,以促使其正向人格改变。

音乐引导想象四阶段程序包括:(1)预备会谈;(2)放松聚焦;(3)音乐聆听;(4)经验整合。

其他心理治疗学派也都有依其理论架构和技术结合音乐而成的衍生学派,如:交流分析音乐治疗、完形取向音乐治疗、应用行为矫正原则的音乐治疗。

二、音乐取向的音乐心理治疗

音乐取向的音乐心理治疗遵循八个基本原则。

(1)治疗师对求助者有真正的兴趣,并在其间发展出一种温暖、友善的关系。

(2)对求助者无条件地接纳。

(3)创造安全感与许可性的治疗关系,使求助者得以自由地探索与表达自己。

(4)治疗师能敏锐地辨证地把握求助者的情感。

(5)治疗师尊重求助者为自己做抉择与解决问题的能力。

(6)非指导的治疗态度,治疗师是跟随而非领导求助者。

(7)治疗师能够欣赏治疗过程的渐进性,也就是求助者的自然成长步调,且不强求加速此过程。

(8)治疗师只有在协助求助者接纳个人与关系中之责任的情形下,才会设定限制。

三、教育取向的音乐心理治疗

奥尔夫教学归纳为八大要素：（1）本土素材；（2）说唱节奏；（3）身体乐器；（4）歌唱创作；（5）奥尔夫乐器；（6）律动舞蹈；（7）即兴创作；（8）戏剧游戏。

下列观点可更清楚地体现其精神：

（1）强调"人"才是中心。

（2）重视孩童的创作能力。

（3）特别强调本土化。

（4）同时注重团队活动、合作、创意及组织架构。

（5）从世界各地取材并加以创新，制作各种有趣的打击乐器。

（6）强调循序渐进的教学过程。

奥尔夫教学工具有音调唱法与节奏名称。其强调学习的过程应按部就班、循序渐进，透过自然的人声（歌唱）来抒发真挚的情感，表现出丰富的音乐内涵。

奥尔夫教学分为三个阶段：

（1）在团体中强调心理及情绪的发展与放松。

（2）通过音乐活动的团队合作发展社交及沟通技巧。

（3）通过聆听和制造音乐的过程加强听力训练。

教育取向的音乐心理治疗的五个阶段：

（1）愉悦地回应音乐环境，建立对治疗者和自我的信任感。

（2）获得成功的音乐经验，激发兴趣。

（3）从团体参与中学习音乐技能。

（4）融入音乐团体活动。

（5）把个人或团体的音乐经验应用在新的情境中。

教育取向的音乐心理治疗有如下特点：

（1）根据求助者程度随时调整课程内容。

（2）根据求助者知觉形态所需选择素材。

（3）适度运用辅助教具帮助求助者建立社会能力。

（4）易与学校音乐教育课程结合。

（5）开发孩子所有的知觉机能。

（6）强调自发性参与、探索、发现、组织各种音乐的素材。

教育取向的音乐心理治疗对慢性精神病患者的主要助益，可归纳成下列六点：

（1）参与

（2）注意力

（3）言语表达与肢体表现

（4）人际互动与自尊自信

（5）松弛欢乐与自发创造

（6）对治疗活动的认同感与参与感

四、医疗取向的音乐心理治疗

治疗师应该敏感于求助者的个人需求，选择适当的音乐以配合求助者的情绪，建立治疗师与求助者间的沟通渠道，并进而建立求助者与音乐的互动。

音乐节奏的快慢具有镇静或催化作用，在生理层面会影响心脏、血管、呼吸、肌肉、骨骼、神经与代谢系统功能，达到改善血压、呼吸及肌肉张力的效果，心理层面则有助于自我表达、情感沟通或提高自尊。

音乐效应主要作用在四个方面：(1)情绪知觉；(2)情绪性行为；(3)和生理机能与人际互动技巧有关的肢体活动；(4)和焦虑、压力、紧张有关的生理历程。

第四节　音乐心理治疗实务准则

一、音乐心理治疗的步骤

音乐心理治疗过程包含三大基本步骤：(1)评估；(2)治疗；(3)评定。

三大基本步骤又可进一步划分为十个步骤：(1)转介进入音乐治疗；(2)建立和谐关系；(3)评估；(4)目标设立与行为界定；(5)临床观察；(6)音乐心理治疗策略；(7)音乐心理治疗计划；(8)计划执行；(9)评定；(10)结束。

二、音乐行为评估

音乐行为评估则是要了解求助者的音乐反应、音乐技巧和音乐偏好等方面：

1. 音乐反应

是指对音高、节奏、音色、强弱、和声、速度与乐器的分辨等，以及听觉、运动觉相关能力。

（1）能哼出歌曲旋律高低。

（2）能敲出简单的节奏。

（3）能分辨音乐的音色强弱、节奏快慢。

（4）能分辨声音的大、小声。

（5）能操作乐器并做出丰富的变化。

（6）能运用身体律动结合乐器敲奏等。

2. 音乐偏好

是指求助者对音乐种类、风格或歌手的喜好。

三、关于治疗目标

设立治疗目标：

（1）动作技巧。　　（2）沟通技巧。　　（3）认知技巧。

（4）社会行为技巧。　（5）情绪调适。　　（6）学习能力。

（7）生活自理。　　（8）休闲能力。　　（9）职业能力。

（10）精神层次。　　（11）生活品质。

到了治疗的尾声，一个音乐心理治疗师尤其应该回头检视自己所做的，或者没做的，或者是否有该做却没做的，反之是否有不该做却做得太多的。

四、临床乐器与治疗室

临床乐器的特点：（1）易于操作；（2）易于移动；（3）声音响亮；（4）开展释放；（5）节奏和旋律要清晰而易于分辨；（6）乐器外观显眼，足以吸引求助者的注意力，而成为治疗的媒介。

临床乐器，依性质可区分为：旋律类乐器、无调类打击类乐器、有调类打击类乐器、自制乐器、身体乐器、吹奏乐器。

音乐治疗室除了乐器外，也可以配备一些影音设备和一些辅助活动的设计器材。

第五节　音乐心理治疗的技术

音乐治疗的技术虽然很多，但是大致可以分为三种：接受式、再创造式和即兴演奏式。

一、接受式音乐治疗

接受式音乐治疗的中心是聆听音乐以及由聆听音乐所引起的各种生理心理体验。接受式的音乐治疗方法很多。

1. 歌曲讨论

这是最常用的方法之一，多用于集体治疗中。可以由治疗师或治疗对象选择歌曲，在聆听之后对音乐以及歌词的含义进行讨论。此方法的目的在于:(1) 引发小组成员之间的语言和情感交流。治疗师以选择歌曲的方式来确定讨论的主题和讨论的方向;(2) 帮助治疗对象识别不正常的思维和行为。治疗对象由于心理或情绪障碍以及人格的扭曲,常常对歌词的含义有不正常思维;(3) 治疗对象对某一种音乐风格、形式,或某一首歌曲或乐曲的喜爱和认同往往反映出他的深层心理需要或人格结构特点,因此治疗师通过深入分析、体验和探讨治疗对象提供的歌曲或乐曲,可以了解和发现病人的深层心理需要和问题。

歌曲讨论的方法既可以在较浅的支持层次的干预中使用,即引导治疗对象简单地讨论对歌曲的音乐欣赏体验;也可以在认知层次的干预中使用,即引导病人对歌曲中表达的思想观念进行讨论,以达到改变错误认知的目的;该方法也可以在深层次的精神分析干预中使用,即通过对音乐体验的讨论来发掘治疗对象的潜意识情感矛盾。

2. 音乐回忆

治疗师要求治疗对象选择一首或数首歌曲或乐曲在小组中播放。这些歌曲或乐曲是他在自己的生活历史中有着特别意义的。此方法的目的在于引发音乐所伴随的情感和回忆。

在个体治疗中,治疗师通过音乐回忆来达到探索和了解治疗对象的生活历史和情感事件的目的。

在使用语言的传统心理治疗中,病人对往事的回忆,特别是早期经历往往冷静、理智,缺乏细节和情感色彩,尤其处于阻抗阶段的病人更是如此。

3. 音乐同步

治疗师使用录制好的音乐或即兴演奏音乐来与治疗对象的生理、心理状态同步。当治疗对象与音乐产生共鸣后，治疗师逐渐地改变音乐，把治疗对象的生理、心理和情绪状态向预期的方向引导，以达到治疗目的。

音乐对人的情绪影响是非常有力的，只要能真正做到使音乐与治疗对象同步，绝大多数治疗对象的情绪会很快与音乐情绪发生共鸣，并跟随着音乐的改变而改变自身的生理、心理状态。这里需要注意的是使用的音乐风格必须是治疗对象所喜爱的，至少是能接受的。另外还要注意，不能主观地认为某一种音乐就一定会引起某一种情绪。

4. 音乐想象

治疗对象在特别编制的音乐的背景下产生自发的自由想象。这种想象通常是生动的视觉联想，有时会伴随着强烈的情绪反应，想象不会是无意义的，它往往与治疗对象的深层内心世界和潜意识矛盾有关。治疗师可以给予治疗对象导向性的指导语。

音乐想象的方法可以分为引导性和非引导性两种：

引导性音乐想象的特点是治疗师始终引导和控制着音乐想象的全过程，包括对音乐的选择、想象情景的设定，以及想象进程的发展，而治疗对象基本上是跟随治疗师的引导进行想象。

引导性音乐想象通常被运用在单纯的音乐放松训练,或深层次心理治疗的开始阶段(稳定化阶段),目的是帮助治疗对象增强对内心痛苦的承受能力和自我的力量。在这种情况下,治疗师一般选择美好抒情并富于情景描绘特点的音乐。音乐的结构不宜复杂,要特别避免选择有激烈的发展和矛盾冲突的交响乐作品。

非引导性音乐想象的特点是治疗师不对治疗对象的想象进行引导,而是把想象的主动权交给治疗对象,让治疗对象进行自由联想,而治疗师通过对音乐的选择来控制想象内容的方向。在这里治疗师的任务是跟随治疗对象想象的方向,推动和深化治疗对象的想象深度和情绪反应。这种方法通常被运用在深层次的心理治疗过程中。治疗对象有受到音乐情绪的影响而产生的,丰富而富于情绪色彩的想象中体验、发泄和挖掘丰富而又复杂的内心世界和潜意识心理活动,以达到宣泄痛苦情绪,认识自我和人格成长的目的。

5. 其他

还有一些音乐聆听的方法被用于普通综合医院的临床实践中。

二、再创造式音乐治疗

再创造式音乐治疗强调让治疗对象不仅仅聆听,而更重要的是亲身参与各种音乐活动。此方法通常包括演唱演奏和音乐技能学习两类。音乐的演奏演唱并不要求治疗对象受过任何音乐训练,或具有任何音乐技能。相反,再创造式的音乐治疗方法正是为那些没有任何音乐技能的治疗对象设计的。根据治疗目的和所依据的理论不同,音乐演奏演唱的治疗活动可以是非音乐的,即活动的目的不在于音乐,演奏演唱出来的音乐是否好听无关紧要,也可以是音乐性,即活动的目的在于音乐,要求治疗对象的演奏演唱好听,具有相对较高的艺术性。

无论是演奏演唱还是技能学习,当音乐活动的目的是非音乐的时候,也就是以过程为取向时,治疗的中心在于音乐活动的过程,即治疗对象在演奏演唱的技能学习过程中表现出的行为和相互间的反应。

有些治疗对象退缩孤独,害怕和回避与他人交往。经过一段时间的集体音乐演奏活动后,他们逐渐开始融入集体生活,与他人的交往大大增加。

当音乐活动是以音乐为目的时,也就是以结果为取向时,治疗的中心则集中在音乐行为的结果。治疗对象克服自身的生理或心理障碍,努力学习音乐技能,最终获得音乐上的成功。

学习音乐技能的过程与生活中其他学习过程一样,是一个不断解决问题、克服困难和获得成功经验的过程。它们的区别在于学习音乐技能的过程同时也是伴随着愉悦体验的过程,因此可以增强治疗对象的学习动机和承受挫折的能力。治疗对象最终会把自己在学习音乐过程中获得的成功经验泛化到日常生活中去。

另外,治疗对象在演唱演奏中获得的成功感可以有效地提高治疗对象的自我评价,增强治疗对象自尊心。这一点对于那些长期住院的治疗对象、智障儿童、严重残疾的病人和精神病院的病人尤为重要。

在创造性音乐治疗中,儿童有针对性地学习演奏乐器歌唱,学习并提高音乐感受力,学习音乐创作及表演音乐剧等音乐活动。这是一种以音乐为目的的集体治疗形式,在美国很受欢迎,成为音乐治疗中的一个重要流派。

音乐治疗乐器在国外主要是使用钢琴和小提琴(如图)。

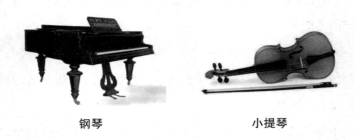

钢琴   小提琴

而在国内,主要使用的是古筝(如图)。

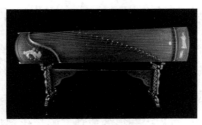

古筝

三、即兴演奏式音乐治疗

即兴演奏的治疗方法在欧美国家十分普遍。

即兴演奏采用的乐器多为简单的，无需学习训练即可演奏的节奏性和旋律性打击乐器，如各种不同的鼓、三角铁、铃鼓、木琴、铝板琴等。治疗师多用钢琴或吉他参与演奏。

在集体即兴演奏中，先安排治疗对象坐成一个圆圈，各种乐器置于圆圈的中间，让治疗对象先试一试每一种乐器，使他们了解和熟悉每种乐器的音色和演奏方法。然后让他们自由选择乐器。治疗对象对乐器的选择反映出他的人格特征、在人际关系中的角色和他准备在这次演奏活动中占有的地位。例如退缩的治疗对象通常选择音量小、不易引起人们注意的乐器，而支配欲或攻击性较强的治疗对象通常选择体积、音量大的乐器。有情感表达欲望的治疗对象则多选择旋律性乐器等等。

演奏通常由一名志愿者开始，其他成员可以在任何时刻进入演奏，甚至根本不演奏。治疗师根据治疗目的可以参加或不参加演奏，但大部分情况下是参加的。大家虽然是随心所欲地演奏，但音响效果却迫使每一个人自觉或不自觉地不断调整自己的节奏、速度、音量或旋律，以在整个音乐中找到和确立自己的位置和角色。

即兴演奏可以是标题性的，即由治疗师或治疗对象先确定一个主题，然后大家按照自己对主题的理解或思路进行演奏；也可以是无标题的，即完全无主题的自由演奏。但也可以是先无标题的演奏,然后大家根据自己的感受给音乐确定一个标题。

即兴演奏的结果可能是和谐动听的,也可能是杂乱无章的,这反映出整个治疗小组的人际关系状态。多数情况下,规律是这样的:和谐—杂乱—新的和谐。

每次合奏之后都由治疗师引导进行讨论,每个人都说出自己演奏的感受和对他人演奏的感觉,这样每个人在小组中的行为表现都得到及时直接反馈。这是一个学习适应社会生活和人际关系的很好的机会和环境,每个人都在这个环境中学习如何在社会中寻找和确立一个为他人所接受的地位和角色,学习如何改变自己不适当的社会行为,与他人和谐地相处。

在即兴演奏的个体治疗中,治疗目的主要是建立起良好的治疗关系,以及帮助治疗对象用自发随意的演奏来抒发和宣泄自己的情感。在这里治疗师可以与治疗对象共同即兴演奏音乐。

在每次演奏之后都要进行讨论,帮助治疗对象澄清和确定在音乐中表现出的情感,在良好的治疗关系确定后,治疗师在理解的基础上对治疗对象的情感进行分析指导,以达到治疗目的。

第六节　惠勒和伍尔柏格的理论

一、支持性、活动取向的音乐治疗

在这一层次,治疗的目标一般是通过各种治疗性的音乐活动,而不是通过内省或对心理的分析来达到的。

惠勒指出这一层次的音乐治疗有如下特点：

（1）达到治疗目标的途径是通过活动的体验，而不是通过语言的内省。

（2）为了发展适应性行为，需要对情绪和冲动进行抑制。

（3）治疗的焦点放在行为上，而不是隐蔽的内部过程或因果关系上。

（4）积极利用病人的资源。

（5）治疗师在治疗中充当积极的、高度指导性的领导角色。

（6）在治疗过程中很少需要治疗师本人对自己的情感进行内省。

二、再教育、内省和过程取向的音乐治疗

在治疗过程中，音乐活动的内容主要针对情感和思想观念来安排，并成为语言讨论过程的主题。治疗强调暴露个人的思想、情感和人际间反应方面的问题。治疗的重点集中在对"此时此地"的体验，以及治疗师与患者之间的人际反应过程。在这一层次的治疗中，病人的心理防御机制和不正常的人际行为都可能受到挑战，而治疗的目的是建立和促进正确的行为模式。

三、重建、分析和宣泄取向的音乐治疗

从 20 世纪 70 年代中期以来，人们逐渐注意到音乐治疗在深层心理治疗中的巨大潜力和价值，越来越多的音乐治疗师开始意识到音乐与人类潜意识活动的密切联系。音乐与潜意识活动有

一个显著的共同特点,即非语言性。音乐与潜意识从本质来说都是无法用语言来描述的,正所谓"只可意会不可言传",但它们都对人的情绪心理有巨大影响。

在这一层次,音乐治疗活动被用于发现、释放和解决那些对个人的人格发展产生消极影响的潜意识矛盾。心理学认为,人的适应性行为不是建立在思想意识之上,而是由潜意识心理活动引发的,如生活与现实中矛盾所产生的压抑等。在这一层次的治疗中,音乐治疗活动常常被用来引发联想,以及与现在或过去经历有关的情感,患者的潜意识内容被用来重建新的心理防御机制,深化自我理解,促进自我的冲动控制能力,以及更加成熟的本能动机和内驱力,进而达到重建人格的目的。

这一层次要求治疗师必须接受过高级水平的训练和督导。参与这一层次治疗的病人通常是要向自己的现有人格结构进行挑战的,必须能够,并有足够的治疗动机参与这种通常为长期的治疗。

第七节　布鲁夏的理论

音乐活动与治疗对象的治疗目的的关系。音乐活动是否与治疗对象的健康状况有关?音乐活动的目的就其性质来说是否是治疗性的?音乐活动或方式的目的针对治疗对象的健康需要,是直接的,还是支持、辅助性的,还是间接涉及的?是针对治疗对象健康的主要、核心的问题,还是次要、外围的问题?

音乐治疗在整个治疗计划中的角色。当音乐治疗与其他学科分担治疗中的责任时,或者音乐治疗只针对整体治疗计划中的一部分治疗目标时,其干预水平应属于加强水平。当音乐治疗活动独立承担治疗的责任,或起到主要的治疗作用时,其干预水平则应属于强化水平或首要水平。

治疗关系和角色关系。我们在前面有关音乐治疗定义的内容中提到,音乐治疗必须包括三个因素:音乐、音乐治疗师和治疗对象。因此,当音乐的接受者不能被界定为"治疗对象",或者在没有一个可以被界定为"音乐治疗师"的人在场的情况下使用音乐时,这样的活动不属于音乐治疗范畴,因而属于辅助水平。

治疗干预的深度。治疗对于健康问题干预到什么程度? 干预的时间长度如何? 如果这种干预或实施不是在一段足够长的时间内持续、系统地进行,它就不属于音乐治疗的范畴,因而属于辅助水平。当治疗干预是在有规律、频繁的时间安排下进行,而且是针对治疗对象包括深层、潜在和浅层的治疗需要来进行的,则应属于强化水平或首要水平。

一、辅助水平

辅助水平包括所有为了非音乐目的而使用音乐的方式,但是这些使用音乐的方式无论目的、内容、方法,或音乐的提供者和消费者的关系都不能被界定为音乐治疗。在这里,接受音乐服务的个体不能被界定为"治疗对象",音乐服务的提供者不能被界定为"音乐治疗师",音乐的介入也不能作为治疗过程的一部分。

二、加强水平

加强水平包括所有使用音乐治疗来加强教育、成长、康复或医学治疗效果的方式。在这里,音乐治疗的作用就是用音乐的独特作用来加强其他的治疗方式,使之更为有效。音乐治疗师的角色也常常包括了其他专业的职能,如音乐家、音乐老师、管理者或者其他形式的治疗师。

在音乐治疗的四个层次上使用音乐的方式

层次	方式
辅助水平	特殊音乐教育　成长音乐　适应性音乐指导　治疗性音乐神灵音乐 音乐治疗演示和角色扮演　功能性音乐　治疗性音乐 娱乐庆典音乐
加强水平	特殊教育中的音乐治疗　指导性音乐治疗 支持性音乐心理治疗 行为音乐治疗　教会咨询中的音乐　医疗中的音乐 声音康复　音乐康复 娱乐性音乐治疗　音乐活动治疗　表达性活动治疗
强化水平	成长音乐治疗　指导性音乐心理治疗　行为音乐心理治疗 康复音乐治疗 内省性音乐心理治疗　督导性音乐心理治疗 医疗中的音乐治疗 恢复音乐治疗　创造性艺术治疗中的音乐 表达性心理治疗
首要水平	包括强化水平涉及的所有音乐治疗方式

三、强化水平

强化水平包括在音乐治疗干预与其他治疗模式合作的医疗团队中,音乐治疗担负着与其他治疗方式同等重要的责任,甚至起主要作用的方式。在强化水平中,音乐治疗将其他治疗模式的目的与音乐治疗的目的融合在一起,来共同满足治疗的需要。

在强化水平的音乐治疗干预中,音乐的作用更多的是"治疗中的音乐",而非"作为治疗的音乐",而治疗师在治疗中的作用与音乐的作用同样重要。音乐在很大程度上是起到建立和增强治疗关系的作用,而治疗师在治疗过程中的角色更侧重治疗的性质,而不是一个"音乐家"或"音乐教师"的角色。

通常音乐治疗会同时面对治疗对象的几个不同的需要,如心理治疗、医疗、康复,甚至教育、成长等不同领域的需要。因此,音乐治疗师在治疗过程中所承担的责任也更加重大。

四、首要水平

首要水平的音乐治疗在治疗过程中针对治疗对象的主要治疗需要,承担主要的、不可缺少的,或独立的治疗角色,其治疗目的通常是寻找造成问题和障碍的潜在原因,并引起治疗对象在生活中的广泛改变。治疗对象通过全面、密集和强化的音乐治疗干预,达到人格重建的目的。

首要水平的音乐治疗方式包括我们在强化水平中涉及的所

有音乐治疗方式。换句话说,所有在强化水平中可能使用到的音乐治疗方式都可能成为首要水平的音乐治疗中的方式。

第八节 音乐心理治疗的应用

1. 音乐表演

(1) 乐器即兴

(2) 乐器团体演出

(3) 唱歌团体治疗

(4) 歌咏团演出

(5) 个别乐器指导

(6) 个别声乐指导

2. 音乐心理治疗

(1) 支持性的个别或团体治疗

(2) 互动性的个别或团体治疗

(3) 促进性的个别或团体治疗

3. 音乐与律动

(1) 音乐提升觉察

(2) 音乐鼓励探索

(3) 表达性律动

(4) 舞蹈(民族、社交、现代)

（5）音乐与运动

4. 音乐的跨界融合

（1）音乐和艺术（画画、雕刻）

（2）音乐和写作（诗词歌赋）

5. 娱乐性音乐

（1）音乐游戏

（2）音乐欣赏

（3）休闲音乐团体表演

（4）休闲音乐技能发展

6. 音乐与放松

（1）音乐辅助渐进式肌肉放松训练

（2）音乐放松

（3）音乐想象

第三章　音乐心理治疗的干预

第一节　音乐治疗干预概述

在临床治疗活动中,音乐治疗与其他任何一种治疗最大的区别就是音乐治疗师使用音乐作为其基本治疗工具。音乐治疗师通过音乐活动来达到治疗的目的。在治疗过程中,音乐本身的干预作用和治疗师的干预作用可能是共同起作用的,但是在作为治疗的音乐中,音乐本身的干预作用是主要的、基本的;而在治疗中的音乐中,治疗师的干预作用就会相对变得更加重要。无论怎样,音乐和治疗师始终都像两个合作者,相互配合,共同发挥作用。

其实在治疗过程中,音乐的干预和治疗师的干预形式往往是类似的。音乐治疗师或者通过音乐的方式对治疗对象进行干预,如音乐表演、即兴演奏、聆听音乐或音乐创作等;或者通过治疗师本人来对治疗对象进行干预,如使用语言或肢体语言等。治疗师对于这些不同的干预媒介的使用取决于他是使用作为治疗的音乐的方式还是治疗中的音乐的方式。

音乐治疗干预的焦点可以针对治疗对象的生理、情绪、智力、行为、社会或者精神的体验，干预的媒介可以是任何音乐因素或治疗师本身。例如治疗师通过音乐的旋律、节奏、速度、和声，以及治疗师本人的行为、观念或情绪对治疗对象的身体、精力水平、感知觉、运动形态或情绪进行干预。

1. 音乐治疗干预的方法

音乐治疗干预的方法可以分为 10 类：

（1）共情

在治疗过程中，音乐或治疗师与治疗对象的体验同步或产生共情。

（2）调整

通过对音乐体验或治疗师的语言或非语言的反应来矫正治疗对象的生理、情绪、精神、行为、社会的需要。

（3）联系

音乐或音乐治疗师帮助病人对自己的内部和外部的体验进行对比、联想或联系。这些连接可能会在身体感觉、情绪、情感、形象、记忆、思想、态度、信念、行为、人群、物品、事件发生环境、情境等等之间进行。

（4）表达

音乐和音乐治疗师帮助治疗对象对自己的内部体验进行外化、表达、宣泄、投射或记录。表达的媒介可以是音乐的、非音乐的、语言的或非语言的。

（5）沟通

音乐和音乐治疗师帮助治疗对象与其他人分享和交换思想和情感。沟通的干预包括给予治疗对象一个媒介、对象或内容来与他人进行沟通和交换信息。

（6）反应

音乐和音乐治疗师帮助治疗对象对周围的环境,包括人物和事物给予适当的作为。同样,反应可能包括为治疗对象提供一个媒介,对象和内容来进行某种形式的交换和反应。反应的媒介,可能是音乐的、非音乐的、语言或非语言的。

（7）探究

音乐或音乐治疗师帮助治疗对象对自己的问题进行审视,发现自己的资源,对可能的选择进行评价,或选择解决方法。探究的过程可以涉及音乐、非音乐、语言或非语言的活动和体验。

（8）影响

音乐或音乐治疗直接的影响或引发任何治疗对象健康状态的改变。包括刺激、安定、指示、引导、建议、处理、说服、组织、引发或强化特定的治疗对象的反应等等音乐的和治疗师的干预。

（9）动机

音乐或音乐治疗师激发治疗对象参与治疗过程的积极性。

（10）肯定

音乐或音乐治疗师支持、表彰、接受和鼓励治疗对象。

2. 音乐治疗干预的方式

音乐治疗的临床应用范围广阔。在不同的场所，音乐治疗的方式、方法、形式、作用、目的都可能有所不同。音乐治疗的方式指音乐治疗师工作的具体场所、治疗对象的人群、工作目的或治疗的途径等。

音乐治疗干预的方式分类

方式	辅助水平	加强水平	强化或首要水平
教育的方式	特殊音乐教育、成长音乐	特殊教育中的音乐治疗	成长音乐治疗
个别指导的方式	适应性音乐指导、治疗性音乐指导	指导性音乐治疗	指导性音乐心理治疗
行为的方式	功能音乐	行为音乐治疗	行为音乐心理治疗
心理治疗的内省性音乐方式	治疗性音乐	支持性音乐心理治疗	内省性音乐心理治疗
宗教的方式	神灵音乐	教会咨询中的音乐	
督导和培训的方式	音乐治疗的演示和角色扮演	体验式音乐治疗培训	督导性音乐心理治疗
医学的方式	功能音乐和治疗医疗中的音乐	医疗中的音乐治疗	医疗中的音乐性音乐治疗
康复的方式	声音康复第一类型	声音康复第二类型、音乐康复	康复音乐治疗
娱乐性的方式	庆典音乐、治疗性音乐娱乐	娱乐性音乐治疗	

方式	辅助水平	加强水平	强化或首要水平
活动的方式与创造性艺术治疗		音乐活动治疗表达	恢复音乐治疗创造
其他相关艺术式治疗中的音乐结合的方式乐、表达性心理治疗		性活动治疗	性艺术治疗中的音乐、表达性心理治乐、表达性心理治疗

需要说明的是:(1)以上的分类并不是绝对的。(2)这些分类并没有任何价值的区分,我们不能说某一类型的音乐治疗干预方式比另一类型的方式更为有效。

第二节　教育的方式

教育方式的音乐治疗主要是指在学校中针对残障学生的教育问题进行的音乐干预。

一、特殊音乐教育

在"特殊音乐教育"中,音乐教师或治疗师使用适应性或补偿性的教育方法来帮助和促进学校里的残疾学生学习音乐。

二、特殊教育中的音乐治疗

在"特殊教育中的音乐治疗"中,教师或治疗师使用音乐的手段来帮助残疾学生学习非音乐的知识或技能,而这些知识和技能对他们的教育和生活是很重要的。在这里,音乐的学习是第二位的,学习文化知识以及获得生活和社会适应能力是第一位的。

"特殊教育中的音乐治疗"适用于特殊教育学校。

"特殊教育中的音乐治疗"属于加强水平,因为音乐治疗师使音乐的干预目标适应和服从其他领域(如特殊教育)的目标,并将治疗对象需要解决的问题纳入音乐治疗框架之内。

音乐治疗是一个"服务空白"的填补者,一个问题的解决者,一个课程的支持者和服务者。音乐治疗永远不会说:"这不是我的工作。"音乐治疗师在教育领域中的角色可以简单地定义为:(残疾)学生的一些参与接受教育的能力被忽视或拒绝了,因而他们失去了从教育中获益的机会,而音乐治疗师正是解决这一问题的专家。

三、成长音乐

"成长音乐"方法使用与年龄、智力和生理发展阶段相适应的音乐活动体验来刺激和促进正常婴儿和学龄前儿童的整体身心发育成长。成长音乐的方法强调促进音乐和非音乐方面的正常发展,目标通常集中在感觉运动、知觉或认知等方面的能力,或增进亲子关系或情绪的成长。

"成长音乐"属于辅助水平,因为这里的婴儿或儿童没有明显的健康问题,不能界定为治疗对象,音乐的介入也不能界定为治疗的性质。

四、成长音乐治疗

与"特殊教育中的音乐治疗"旨在学习课程中文化知识不同，"成长音乐治疗"面对的是更广泛的临床治疗目标。除了针对儿童在教育方面的需要，还要针对如何帮助治疗对象实现那些人生成长阶段中被延缓和推迟的发展目标。所以，"成长音乐治疗"可以应用于从婴儿到老年的任何年龄阶段，在人生的任何发展阶段和领域出现障碍的治疗对象。

"成长音乐治疗"重视治疗对象的个人发展史、家庭背景、个人情感和人格发展。另外，那些对个人正常的成长发育产生影响的生理或疾病问题也必须得到充分的考虑。

英国著名音乐治疗学家朱丽叶·阿尔文（1978）在她对孤独症儿童的治疗实践中提出了患儿的三个成长阶段的理论：（1）与物体世界相联系；（2）与自我和治疗师相联系；（3）与重要的家庭成员相联系。治疗师在每一个阶段中都要运用活动式的和接受式的音乐活动体验来刺激患儿生理、智力和社会情感方面的发展。

第三节　个别指导的方式

"个别指导的方式"与"教育的方式"类似，都强调通过学习，并以音乐或非音乐的目的来衡量其干预水平。他们的区别在于，在"个别指导的方式"中,干预的形式是个别的,而不是集体的。这一区别表面看起来仅仅是一种形式上的差别,但是当音乐的干预越是从单纯教育的目的向广泛成长的目的延伸,干预的水平层次越是向深层次的强化水平伸展,"个别指导的方式"就比"教育的方式"具有了更多的心理治疗性质。

一、适应性音乐指导

在"适应性音乐指导"的方法中,教师或治疗师使用适应性或补偿的方式来促进和加强残疾学生的个别音乐学习课程。"适应性音乐指导"更强调掌握器乐或声乐技能,而"特殊音乐教育"则更强调课堂中的一般音乐知识学习。

二、治疗性音乐指导

在"治疗性音乐指导"中,音乐教师或治疗师针对正常学生在音乐学习过程或音乐的表现力方面遇到的障碍或问题进行治疗性干预。在这里,干预的焦点是音乐学习,目标是消除音乐学习过程中的障碍。

三、指导性音乐治疗

在"指导性音乐治疗"中,音乐教师或治疗师在个体音乐课程中,通过音乐学习过程中的体验,针对治疗对象的问题进行治疗性的干预。在这里,音乐学习的目的是第二位的,而治疗的目的才是第一位的。"指导性音乐治疗"通常在私人的音乐课程或学校中的个别音乐课程中进行。

四、指导性音乐心理治疗

"指导性音乐心理治疗"是通过个体音乐课程的形式来进行的个体心理治疗。在个体的音乐课程中具有心理治疗性质的因素包括以表达或交流为目的的各种音乐媒介、学习过程中的结构性、音乐的练习或表演的性质、治疗师和治疗对象的关系等等。

"指导性音乐治疗"是一种强化水平的治疗干预,因为对比前面涉及的音乐干预,它的治疗目标不仅仅在于帮助治疗对象发展适应性的能力,还针对治疗对象的情感生活的外在和内在的层面,所使用的方法和技术的范围也更为广泛。

第四节　行为的方式

"行为的方式"是音乐治疗中最常用的方式之一。这种方式的特点是通过音乐对人的广泛的行为产生影响,其中包括聆听音乐或参与音乐活动所直接引起的可观察的外部行为反应。在这里,音乐的作用在于增加、减少、改善或强化某些特定的"靶目标行为"。

与其他方式相比,"行为的方式"的显著特点是以经验为基础,并依赖于有明确方向性的临床治疗的研究和评估。

一、功能音乐

"功能音乐"是通过音乐来影响人的生理状态、行为、情绪、态度等。它通常应用在工业、商业、教育或家庭的场所，属于辅助水平。一些对音乐增强学习效率和改善教育环境的研究认为，聆听背景音乐可以帮助建立一个愉悦和放松的气氛，刺激整个大脑的活力，从而帮助创造出一个有活力的状态。

功能音乐的类型

拉多齐和博伊尔归纳了如下的"功能音乐"类型：

1. 通过使用音乐来增加工作场所中的警觉性、有效性、创造性、士气和安全感。
2. 通过使用音乐来减轻各种场合中的紧张、疲劳、单调、抑郁或孤独感。
3. 通过使用音乐来控制在如医院、诊所、机场等公共场所中人们的情绪状态。
4. 通过使用音乐来营造工作或娱乐场所中的交流气氛。
5. 通过使用音乐来遮盖环境中的噪音或不想要的声音。
6. 在某种产品的销售过程中使用音乐来营造一种可以描绘或反映产品特点的气氛。
7. 通过使用音乐来鼓励消费行为。
8. 在广播电台或电视台的广告中通过使用音乐来使产品更加受欢迎或容易记忆。
9. 通过使用音乐来增强其他形式的宣传效果。

二、行为音乐治疗

在"行为音乐治疗"中，治疗师使用音乐来增加或改善适应性行为（正确的行为），消除或减少非适应性行为（不正确的行为）。

音乐可能被作为积极或消极的强化物,被作为其他强化物的条件,或引起一个行为的前因或信号等等。

"行为音乐治疗"针对的是对人的适应性和教育成长产生障碍和干扰影响的不良行为,并被用于影响行为,属于音乐治疗的范畴。

"行为音乐治疗"从方法、治疗的程序都限定在对行为管理和改变,而不强调通过音乐的体验进入人的内部心理体验和活动。

三、行为音乐心理治疗

在"行为音乐心理治疗"中,治疗师使用音乐针对广泛的行为问题,如焦虑、恐怖症、性功能障碍、心身疾病、物质滥用等进行治疗。常用的行为和认知方法有系统脱敏、果断训练、再建构,以及对抗等等。

"行为音乐心理治疗"属于强化水平,而不是加强水平。它作为一种心理治疗方法,针对更加广泛的、给治疗对象带来情绪困扰的行为,包括不适当行为和非适当性的行为。

"行为音乐心理治疗"具有足够多的方法和目标,足以成为一种独立和基本的治疗方式。由于"行为音乐心理治疗"的内容和过程属于再教育或人格重建,因此它属于强化水平。

"行为音乐心理治疗"包括:使用音乐促进下的放松训练与想象来缓解焦虑;运用学习理论和行为分析的音乐治疗评价模式;在心理治疗中使用音乐放松减压;以及对恐怖的治疗。需要注意的是,在生理和医学治疗中运用行为音乐心理治疗的研究报告很多,然而行为音乐心理治疗的方法和模式的系统发展却并不是很成熟。

第五节　心理治疗的方式

一般来讲,"音乐心理治疗"的方式主要是针对治疗对象的情绪和人际生活问题。心理治疗的目的是增强自我意识和内省,情感的宣泄,解决矛盾情感,认知的问题解决,思想、情感、态度、价值观、行为等的模式的改变,更深入地讲,是包括解决潜意识矛盾在内的人格改变。

心理治疗可能针对明显和外部的问题,也可能针对潜在和内部的问题。在这里,除了音乐的体验之外,语言的技巧也发挥着重要的作用,另外,治疗对象——治疗师的关系也是推动治疗性改变的重要条件和工具。

一、治疗性音乐

"治疗性音乐"指个体为保持自己在情绪、精神和生理方面的健康而使用音乐,以达到个人成长和自我实现的目的。这里的音乐包括集体或个人的音乐表演、聆听、学习、创作或即兴演奏。个体可能通过某些途径接受一些指导,如书籍、讲座、专家指导,但这些音乐活动不属于音乐治疗的范畴,因为它不是治疗过程的一部分,并不存在对象和治疗师的关系。

"治疗性音乐"在情绪方面的使用包括：个人通过使用音乐活动来释放情绪、缓解紧张焦虑，自我安慰、排解孤独、发展自我评价、建立与他人的交流或协调等；在精神方面的使用包括：个人通过使用音乐来增强自己的注意力、记忆力、感觉或创造力等；在生理方面的使用包括：个人使用音乐来放松身体、控制疼痛、支持治疗性锻炼、增强身体运动机能、增强体育活动能力等等。

"治疗性音乐"属于辅助水平，但是与"功能性音乐"不同，它的目的又是与健康有关的。

二、支持性音乐心理治疗

在"支持性音乐心理治疗"中，治疗师在治疗对象本身存在的积极资源的基础上，通过音乐的体验来刺激或支持治疗对象的情绪适应能力或个人成长。

支持性治疗的目标是尽快让病人在情绪方面达到平衡，改善症状，从而尽可能恢复他的正常功能水平。治疗师努力加强病人的防御功能，并较好地完善其自我控制机制。同时还在努力减少外部环境中可能引发焦虑紧张的有害因素。在这里，尽管治疗的结果可能会在某种程度使人格成熟，病人的人格结构可能产生一定的转变，但治疗师并不有意识地改变病人的人格结构。

"支持性音乐心理治疗"的主要应用：（1）针对急性精神科病人或物质滥用人群的短期恢复治疗项目；（2）针对慢性精神科病人或监狱囚犯的，支持性和保持性的长程治疗项目；（3）针对创伤、疾病或失去亲人的个体、配偶或家庭进行的危机干预或心理咨询;(4)针对准备进入较深层心理治疗的病人,或在深层心理治疗过程中需要一段缓和期的病人;(5)随机组成的工作坊。

"支持性音乐心理治疗"的干预深度以及所引起的改变是有限的,属于加强水平。

三、内省性音乐心理治疗

在"内省性音乐心理治疗"中,音乐治疗师通过音乐体验,以及在治疗过程中建立起来的治疗关系,引导治疗对象对自己的内心情感生活进行内省,并引发所期待的改变。治疗的焦点可能是紧张、焦虑、情感矛盾、破坏性的行为和态度、非理性,以及人际关系问题。

这种方法主要针对那些不是很严重的疾病,或不很严重的人格解体问题的人群,包括物质滥用、情绪障碍、神经性焦虑障碍、情境性障碍或人格障碍。此外,"内省性音乐心理治疗"对于希望发展和提高自己的情感生活的正常人群也非常适合。

"内省性音乐心理治疗"属于强化水平。在这里,音乐的角色可以是"作为治疗的音乐"或"治疗中的音乐"。治疗对象和治疗师的关系是产生治疗性改变的重要工具。治疗过程中的冲突,如阻抗、移情、反移情等反应,会在治疗过程中根据治疗师的理论流派取向获得不同方式的解决。

内省性音乐心理治疗中的两个不同层次的概念:再教育和人

格重建的区别。再教育的目标包括行为的改变、环境的适应、目标的调整和自我实现。在这里,治疗性的改变很少达到个体对潜意识矛盾的解决所需要的深度。人格重建的目标在于发现和确定治疗对象的潜意识矛盾冲突,并使其深层人格结构产生改变。根据布鲁夏的观点,人格重建属于首要水平。

第六节　宗教的方式

很多人在遇到困难和痛苦时不是寻求心理咨询和心理治疗师的帮助,而是借助宗教的方式来获得宽慰和缓解。而且我们也看到,宗教的各种活动往往是不能离开音乐的。这些情况在中国和外国都是一样的。另外音乐治疗的起源往往也与宗教有着密切的联系。

宗教的方式包括所有与教会或寺庙有关的使用音乐或音乐治疗的方式。"神灵音乐"属于辅助水平,"教会咨询中的音乐"属于加强水平。两种方法的目的都是促进和增强宗教精神,而有时则是以解决某些个人的问题为目的。

"神灵音乐"也可以称作是"宗教音乐",指使用音乐来激发宗教的情感体验,促进宗教冥想,以及加强祈祷和祷告活动。神灵音乐的形式可以是团体或个体的,包括聆听、演奏演唱和音乐创作等。

尽管"神灵音乐"也常常具有某些精神成长的治疗性意义,并导致一些行为或情绪的改变,但是它不属于音乐治疗的范畴,因为在这里不存在治疗师和治疗对象的关系,同时音乐的目的也不是针对与健康有关的治疗性改变。

第七节　督导和培训的方式

在音乐治疗的学习过程中,学生不只是学习书本上的知识,更重要的是要在实践中操作和体验音乐治疗的全部过程。由于音乐治疗是一门操作性很强的应用学科,学生需要不断地在课堂或实习场所锻炼自己的临床治疗的操作能力。另外,由于治疗师和治疗对象的关系是音乐治疗中的重要工具,所以治疗师本人作为治疗过程中的工具之一,需要经过较为全面的心理训练,尽可能解决自身在心理、情绪或人格方面的问题,并通过这一过程获得音乐治疗的自身体验。

第八节　医学的方式

医学的方式包括所有在综合医院环境条件下,使用音乐或音乐治疗来促进、支持和增强医学治疗的疗效。

一、医疗中的音乐

在"医疗中的音乐"中,音乐被用来对病人在医学治疗之前、治疗中或治疗后的生理、精神或情绪状态产生影响。这种影响包括帮助病人对即将进行的医学治疗做好精神或生理方面的准备，促进和增强医学治疗的效果，以及音乐直接对生理状态产生影响。

医疗中的音乐的目标

根据斯坦德利的归类，在医疗中使用音乐的目标包括：

1. 缓解手术前的焦虑，减少使用麻醉药的剂量。
2. 缓解局部麻醉手术过程中的焦虑，掩盖手术室中可能引起焦虑的声音。
3. 帮助唤醒手术后的病人。
4. 减少手术后病人的疼痛、不适感和副作用。
5. 减少病人在如肾透析等长时间的治疗过程中的不适感。
6. 缓解癌症治疗过程中的疼痛和焦虑。
7. 缓解烧伤治疗过程中的疼痛和焦虑。
8. 帮助早产婴儿和患病婴儿减轻疼痛和紧张焦虑，促进体重增加，缩短住院时间。
9. 通过转移注意力、调节呼吸和减少疼痛来辅助孕妇产前所进行的拉玛泽无痛分娩训练。
10. 促进产妇在分娩后的恢复。
11. 帮助有呼吸问题的病人调节呼吸、增强肺部功能。
12. 引导和促进脑中风、烧伤、整形外科、以及脑瘫病人在物理治疗过程中的关节活动、运动能力、肌力和步态的训练。
13. 为由于长期住院而造成成长发育迟滞的儿童提供感官刺激和学习活动。
14. 增强昏睡病人、脑损伤病人和早产新生儿的感知觉和反应。
15. 缓解如烧伤、器官移植和传染病人由于在单调的医院环境下长期感官刺激不足而造成的抑郁和焦虑。
16. 使用音乐生物反馈技术减少癫痫病人的发病频率。
17. 使用音乐生物反馈技术降低心血管疾病患者的血压、心律、紧张荷尔蒙水平，以及肌肉紧张度。
18. 使用行为矫治和生物反馈技术减少偏头痛的发作频率。
19. 使用音乐生物反馈技术促进循环系统不良病人的血液循环。
20. 增强癌症患者和艾滋病患者的免疫系统。

二、医疗中的音乐治疗

在"医疗中的音乐治疗"中,治疗师利用音乐的体验和治疗中建立起来的关系作为工具,来帮助病人获得自己的疾病和治疗过程、康复过程的较好的掌控。短期治疗目标通常是(1)改善病人的生理状态;(2)帮助病人建立适应性的生活方式,进而帮助病人更好地康复,或更好地适应自己的健康状态。当然,最后的短期治疗目标还包括认知、情绪和行为的改变。在"医疗中的音乐治疗",病人与治疗师的关系是治疗过程的中心,而病人与音乐的关系相对次要一些。而"医疗中的音乐"恰恰相反,病人与音乐的关系充当着关键的角色。

医疗中的音乐治疗的目标

根据斯坦德利归类了如下几种"医疗中的音乐治疗"的目标:

1. 缓解病人及其家属亲友对疾病和创伤的紧张、心理创伤和恐惧心理。
2. 消除死亡、残疾和疤痕带来的消极情绪。
3. 解决病人与其亲友之间的人际矛盾冲突。
4. 促进病人在面临治疗选择时的决断能力。
5. 缓解疾病所引起的,以及在治疗过程和恢复期出现的抑郁、焦虑、紧张和失眠等症状。
6. 在病人中建立和促进集体的相互支持系统。
7. 促进积极和健康的生活态度。

第九节 康复的方式

在这里,"健康"意味着一种包括思想、身体和精神的整体的和谐状态。而"康复"则意味着一个包括思想、身体和精神自我修复的过程。这里可能涉及在治疗师帮助支持下的自我康复,或者通过治疗关系的体验过程中逐渐的改变达到痊愈。康复的方式与医疗的方式区别在于:(1)康复的方式强调促进个体的自我修复功能,而医疗的方式则强调治疗师的干预功能;(2)医疗的方式主要在综合医院进行,而康复的方式则更多地在家中或专门的心理治疗诊所或音乐治疗诊所中进行。

一、声音康复

"声音康复"的方法利用声音的频率振动或声音形式来促进病人生理、精神的和谐和健康。

第一种类型,病人接受某种仪器所发出的声音或振动。例如电子辐射、声波、超声波。

第二种类型,接受大小不同的陶笛声。

第三种类型,病人以调节身体健康为目的,参与一种发声练习。例如通过呼吸和发声练习释放自己的自然嗓音,进而消除紧张,以及在情绪、生理和精神方面的自我压抑及障碍;通过哼唱不同音高的声音,并利用共鸣引起内脏器官以及内分泌的反应来达到调节和恢复健康的目的。宗教仪式的祷告中,信徒不断地念诵某些咒语,其原理和功能也与此类似。

二、音乐康复

"音乐康复"是利用音乐体验来达到情绪、生理、精神复原和健康的目的。在这里,音乐体验是一个非常宽泛的概念,既包括了被动接受式的音乐体验,也包括主动参与式的音乐体验。参与式的音乐体验既包括传统的音乐活动(如歌唱、演奏乐器、即兴演奏等),也包括前面介绍过的诸如呼吸练习、嗓音练习、哼鸣和念诵的练习。接受式的音乐体验包括聆听音乐、与音乐同步、与音乐共鸣、音乐想象、音乐放松等。这里所说的音乐也可以是音乐的振动、音乐的电流信号等。

三、康复音乐治疗

"康复音乐治疗"是通过音乐体验和在治疗过程中建立起来的治疗关系来促进生理、精神、心理的自我康复和健康。也就是说,治疗对象在治疗师的引导和帮助下,通过对各种音乐的体验以及与治疗师之间的动力关系达到自我痊愈和促进身心健康的过程。治疗师的目的是通过自己提供的支持和引导,以及音乐的作用,协助和促进治疗对象完成自身的痊愈过程。治疗师非常重视发挥治疗对象的自我痊愈潜能和音乐的影响力量,而尽量避免外在强加的因素和力量。因此,"康复音乐治疗"更强调治疗对象与音乐的关系,而治疗师与治疗对象的关系则更多地是通过音乐来实现的。

　　"康复音乐治疗"最好的例子就是"音乐引导想象",是美国著名音乐治疗家邦妮从音乐联想的基础上发展出来的一种深层次的音乐心理治疗方法。

　　另一个重要的"康复音乐治疗"的流派是保罗·鲁道夫和克莱夫·罗宾斯创立的"创造性音乐治疗"。它是以音乐即兴演奏为主要手段,针对残疾儿童的个体治疗方法。这一方法的核心观念是治疗对象通过即兴乐器演奏的方式,唤起和使用自己的内部力量,而不是通过外部干预来达到治愈或康复的目的。

　　鲁道夫和罗宾斯指出治疗师的功能是:(1)尊重和接受治疗对象;(2)利用在音乐活动中建立起来的各种治疗关系进行工作;(3)创造有助于激发治疗对象的内部资源的音乐;(4)持续地发展治疗对象的自我音乐生活。

第十节　娱乐性的方式

　　在"娱乐性音乐治疗"中,治疗师通过音乐或音乐学习的过程来帮助治疗对象发展其业余生活的技巧和能力,并通过业余生活音乐活动来达到自我实现的目的。当提高和增强治疗对象在业余生活中的音乐能力成为治疗目标的一个重要组成部分,而且学习音乐技能成为治疗对象的一个强烈的愿望(这种现象在临床治疗中十分常见)时,学习音乐技能就成为音乐治疗的一个非常重要和有力的方式。

第十一节　活动的方式

"活动的方式"包括所有以音乐活动作为基本或主要手段和工具的治疗过程。这里的音乐活动包括音乐活动以及音乐与其他艺术相结合的娱乐、教育等活动。

需要注意的是,"活动的方式"中的方法常常与下列方法类似或相同:特殊教育中的音乐治疗、成长音乐治疗、表达性活动治疗,以及行为音乐治疗。

一、音乐活动治疗

在"音乐活动治疗"中,治疗师通过各种音乐活动或音乐学习来帮助治疗对象发展适应性行为、能力和知识。这些音乐活动的设计和选择是特别要求治疗对象在参与过程中必须学习或练习治疗计划中所制定的社会适应性目标。

音乐活动治疗的目标

音乐活动治疗的目标举例:

1. 对权威或指令的承受力
2. 对于社会或失败情景的回避行为
3. 达到成功目标的方法
4. 注意力集中的能力
5. 自我形象
6. 社会关系中的被动状态和无责任感
7. 人与人之间的意识、责任感和情绪表达能力

　　尽管音乐活动治疗的目标很广泛,但是它仍然属于加强水平,而不是强化水平。音乐活动治疗与心理治疗的最大区别在于:音乐活动治疗并不强调发现治疗对象的个人生活,促进个体对自己的情感世界的了解和内省,宣泄情绪或解决潜在内心矛盾和潜意识中的矛盾冲突。因而,音乐治疗师在这里具有更多的权威性,以便指导治疗对象通过活动促进自己的生物和社会适应性行为。

二、恢复音乐治疗

　　"恢复音乐治疗"是治疗师通过使用音乐体验和治疗关系来帮助那些由于疾病或伤害造成残障的病人恢复以前的各种功能。该方法的目的在于恢复曾经具有的能力,而不是发展或学习新的能力。该方法在干预的广度和深度上都超过音乐活动治疗,因为它不但针对生理方面的需要,还针对在恢复过程中出现的情绪和适应性方面的需要,其中可能包括语言治疗、职业治疗、物理治疗和心理治疗的目标。

第十二节　与其他相关艺术结合的方式

　　"与其他相关艺术结合的方式"包括所有在临床音乐治疗中,音乐体验与其他艺术形式的体验相结合的应用。

一、表达性活动治疗

在"表达性活动治疗"中,治疗师通过与其他相关艺术治疗结合的活动方式,来帮助治疗对象获得教育和成长所需要的适应性知识、技能或行为。在这里治疗师设计或选择的活动要求治疗对象学习或锻炼有关的能力,并在艺术活动中获得愉悦的体验。当这种活动是由音乐治疗师实施的时候,通常会更加侧重音乐的因素,但是其他的艺术形式仍然是重要的组成部分。

二、创造性艺术治疗中的音乐

"创造性艺术治疗中的音乐"的方法属于强化水平或首要水平,有两种方式。第一种,音乐治疗师帮助治疗对象参与某种综合的艺术治疗活动,例如歌曲写作、随音乐进行绘画或运动等等。第二种,音乐治疗师与其他艺术治疗师,例如绘画、运动、舞蹈、戏剧或诗歌治疗师等合作,来为治疗对象提供分开的或综合的艺术治疗体验。

三、表达性心理治疗

在"表达性心理治疗"中,治疗师通过各种艺术表达性的方式以及治疗关系来帮助治疗对象对自我的情感生活进行内省,并引发所期待的改变,属于强化水平或首要水平。治疗师选择最有利于治疗对象的情感表达、创造性、情感探索,以及问题解决的各种艺术表达形式。

　　伊夫琳·海姆利希创造了一种针对儿童的音乐心理治疗方法，称为"类语言治疗"。她在这种非传统方法中非常具有创造性地将语言、音乐以及音乐的各种因素，运动、心理剧、笑剧、绘画等各种艺术形式有机地融合在一起，帮助治疗对象进行表达、交流，并达到治疗的目的。

第四章　不同领域的音乐治疗模式

不同领域的音乐治疗模式有儿童领域、老年病领域和精神科领域等，音乐治疗也应用于综合医院及其他领域。音乐治疗的技术有聆听技术、歌曲技术、器乐即兴演奏技术、音乐形意律动技术、音乐心理剧技术等。

第一节　音乐教育领域的音乐治疗模式

靶行为的奥尔夫方法应用

目标领域	具体行为	奥尔夫方法的应用
社会	遵循指令	模仿、独奏或合奏
	依次活动	固定节奏，有节奏的舞蹈
交流	言语的使用	吟诵，固定语言，呼叫与回应的活动
运动	提问和回答的能力 运动模仿 握紧	身体的拍击模仿或固定身体拍击 手持鼓槌的姿势与使用
认知	聆听技能 分辨人名	记忆合奏合唱中的声部

奥尔夫音乐教育法的四个基本前提：

（1）音乐律动操唤醒身体、听觉、视觉和头脑里的想象。

（2）视唱练耳、即兴演奏和音乐律动体操结合在一起可以增强表达性的音乐感和智力的理解能力。

（3）音乐可以通过说话、姿态和运动来体验，同样也可以通过时间、空间和力量来体验。

（4）人类最好的学习途径是通过感官。音乐教育应当通过触觉、动觉、听觉和视觉来进行。

柯达伊的方法基于四个关键因素：歌唱、民间音乐、视唱练耳和首调唱名。他认为第一个因素——歌唱是教授、学习和理解音乐的最基本的因素。他认为发展自然的歌唱声音是关键，因为它使儿童可以产生自我的音乐表达，并训练内部的音乐听觉。第二关键因素——使用民间音乐。另外两个关键因素——视唱练耳和首调唱名是柯达伊用来发展音高和听觉分辨力的两种方法。

柯达伊教学法的四个步骤：准备、意识化、强化、评估。

柯达伊音乐教育法认为：

（1）每一个儿童所天生的音乐能力应该尽可能得到最充分的发展。

（2）音乐语言应该像说话中的语言一样让儿童容易理解，能够阅读，并可以用音乐的语汇进行创造。

（3）民歌和音乐的传统应该传递给孩子们。

（4）世界上最好的音乐应该能够让所有的孩子接受和适合他们。

（5）音乐对人类的生存发展是必须的，而不应被认为是无足轻重、可有可无的。

第二节 心理治疗领域中的音乐治疗模式

音乐引导想象是由美国著名音乐治疗家邦妮创立的。

一、人本主义心理学理论

人本主义心理学的早期理论基于著名心理学家马斯洛所提出的"自我实现的金字塔"理论。这个理论认为，每个人的需要是从基础的生理需要逐步发展到复杂的自我实现的高层需要的。自我实现是一种试图达到最大的人类潜能的自发的动机体系。

二、超个体心理学理论

超个体心理学是人本主义心理学的延伸，它的目标在于帮助治疗对象获得对自我的更广阔的感知。在超个体心理学治疗过程中，治疗对象被鼓励实现自己的基本需要，以及情绪、心理和精神的需要。通过这些需要的满足，治疗对象能够理解自己作为一个完整的整体，达到对自我的最佳认同和获得自我实现。在治疗中的体验促进治疗对象对自我内部的体验，并更好地理解自我的内部世界，增强在包括超个体领域中的自我认同。

三、音乐的功能

在音乐引导想象中,音乐的功能是推动联想体验。一些研究结果显示,音乐可以促进联想,使联想更加生动。

治疗师对音乐的选择成为关键的因素。这时的治疗情景和联想的体验是由音乐来建构的,想象体验的运动方向也是音乐引导的。而治疗师对治疗对象的需要的理解也是通过对音乐的正确选择表现出来的。选择音乐的一个重要原则就是"同步原则",即对音乐片段的选择应该与治疗对象的主要情绪相匹配。

四、联想和情绪的功能

联想代表着由心理内部矛盾引发的各种形式的情绪情感反应。

当音乐唤醒了神经系统时,这就可能引发某些支配治疗对象的情绪,而这些情绪可能是在意识或潜意识中的。如果这些情绪是没有被意识到,或不能承受的,它就可能以联想的形式出现。在这个过程中,音乐始终构成一个环境,当治疗对象沉浸在自己的联想中时,音乐就会退后成为背景而不被意识到。而当联想的内容模糊的时候,治疗对象对音乐的意识就会增强。

但是在音乐引导想象治疗中,也常常会出现联想并不伴随情绪体验,或联想情绪体验不相符合的现象。例如联想到被虐待的场面,但是没有被虐待的痛苦感受,或者联想到恐怖的场面,却伴随着愉悦的情绪体验。

治疗对象形成防卫策略的能力可能意味着自我力量和应对策略的增长。另外,当防卫策略出现时,伴随着情绪的问题可能浮现出来。

治疗师在音乐引导想象治疗中的角色是支持和促进。他必须与治疗对象产生共情,同时为治疗对象提供治疗所需要的框架结构。治疗师应具备三种素质:个性、训练、投入。

五、治疗的结构设置

治疗的四个基本部分:预备性会谈、诱导、音乐聆听和后期整合。预备性会谈奠定治疗的基调,并为治疗师与治疗对象建立一致性提供机会。

诱导包括两个内容:放松和注意力的集中。如果治疗对象表现出心理防御状态,治疗师就可以使用自主放松的训练方式,让治疗对象逐渐地感到自我控制和舒服的感觉。

在肌肉渐进放松训练中,治疗师让治疗对象绷紧、保持和放松特定的肌肉群,并控制放松的过程。这个过程可以先放松脚,然后是小腿、大腿、臀部、腹部、胸部、背部、胳膊、双手、肩膀、脖子和面部。治疗师在引导时的语音应该配合绷紧、保持和放松肌肉状态。

音乐聆听联想的阶段可以有三个状态:先导、桥梁、核心。由于音乐具有引发记忆和情绪的特点,以及它的非语言特质,所以以音乐聆听作为基本手段的音乐引导想象可以成为独立和有效的心理治疗手段。

六、心理动力学派的音乐治疗

心理动力音乐治疗产生的时间并不长。

1. 心理动力治疗的基本理论

① 精神分析理论

一个孩子的心理在出生的时候是一个混沌的、未分化的本我状态。在这个阶段,人的心理是被"快感原则"主导的,是聚焦投在对诸如饥饿和饥渴等本能需要的满足的。在大约两岁的时候,生活现实使得儿童的"本我"的冲动反应受到挫折,因此"本我"开始分化出"自我"。这时的"自我"努力地驯服"本我"的冲动,于是"快乐原则"不得不服从于"现实原则"。到大约四岁的时候,父母的思想观念、价值观、禁忌、良心要求等复杂的价值体系所形成的道德标准最终内化为儿童内心的"超我"。超我对个体自身进行观察并进行评价,或者批评,责备或惩罚,造成各种痛苦的情感,或者赞扬或奖励,造成对自我评价的提高。

弗洛伊德把人的心理分为"意识"和"潜意识"两个不同的层次。"超我"把"本我"的内驱力冲动和一切不为超我接受的动机、需要和欲望统统地压抑下去,从而避免了面对这些冲动和欲望所引起的痛苦和焦虑。这些被迫压抑下去的动机、冲动和欲望久而久之就会被自己"忘掉",从而进入潜意识。而那些能够为超我接受的思想、动机或需要则留在了意识的层面上。

②　性心理阶段理论

另外一个弗洛伊德的重要概念是性心理阶段的理论。他认为人格的发展是由性的内驱力所驱动的。他把人格的发展分为五个阶段,每一个阶段都与人的性内驱力有关,它们是"口欲期、肛欲期、阴茎期、潜伏期和生殖器期"。人格的发展就是按照这五阶段的顺序进行的。但是如果某一个时期的性驱力与现实发生严重的矛盾冲突而不能顺利发展,人格的发展就会停滞在这一阶段,从而造成很多神经症的症状或人格的扭曲。

在治疗中如果出现病人在潜意识中拒绝进入自由联想的现象,被称为"阻抗"。弗洛伊德认为出现阻抗的主要原因是逃避焦虑。精神分析的另一个重要的观念是"压抑"。压抑是指在潜意识中"忘记"可能引发焦虑反应的观念和信息,从而把它们排除在意识之外。

七、音乐治疗中的心理动力理论概念

有哪些心理动力理论可以运用在临床心理治疗上?我们首先要问我们自己:这些理论是如何帮助我们理解病人的内部世界?它是如何帮助我们理解在治疗过程中病人的内部世界的表达?它是如何帮助我们理解在治疗过程中的音乐变化?我们可以通过一个治疗师在临床上的观念,而不是通过他的具体做法来确定他的音乐心理治疗方法,例如即兴唱歌、即兴器乐演奏、歌曲创作、病人选择音乐、音乐想象,以及音乐引导想象等。

潜意识的概念,潜意识是一种不被察觉到的意识系统,但是这个不被察觉的意识对我们的行为、思想和情绪具有巨大的影响。这个概念的本质是过去影响现在的理论。

移情和反移情的概念,这是心理动力理论的重要特点。

防御与阻抗的概念,此概念帮助我们理解无论病人多么努力想改变,改变的过程一定是充满障碍的。

语言引发内省的概念,虽然这一概念并没有为大部分心理动力音乐治疗师所接受,但是这一概念暗示着增强自我了解和理解的重要性。

节制的概念,虽然节制的概念导致病人的需要在治疗中不能得到满足,受到主体间理论模式的质疑,但是治疗师的中立性的理论还需要受到大部分精神分析治疗师支持。

症状来源解释的概念,有关变态或症状起源的解释是精神分析的一个重要常用概念。

八、与音乐有关的观念

(1)音乐可以作为自由联想的工具;

(2)音乐可以作为投射的载体,成为自我分裂部分的载体;

(3)音乐可以作为转移的对象;

(4)音乐可以作为情绪的容器或支持环境;

(5)音乐可以作为镜子;

（6）音乐可以承载移情和反移情，以及主体间的反应。

第三节　医学领域中的音乐治疗模式

一、神经学音乐治疗

神经学音乐治疗，它是由神经康复学、神经儿科治疗、神经老年治疗、神经发育治疗等学科中的运动感知觉训练、言语和语言训练、认知训练等建立在科学研究基础上的标准化临床方法技术组成。成功应用在如下几个方面：

① 神经康复，包括脑中风和脑外伤、帕金森症、多发性硬化和舞蹈症。

② 神经儿科治疗，包括肌无力，或由于脑外伤或癌症引起的神经障碍。

③ 神经老年科治疗，包括阿兹海默症，以及其他老年痴呆症和舞蹈症。

④ 神经发育治疗，包括脑瘫、孤独症、严重的视力障碍或智力发展障碍。

神经学音乐治疗师在传统的音乐治疗训练之外还必须接受神经解剖学、大脑变异学、认知康复学和运动康复学的训练。

神经学音乐治疗包括三个不同的模式：（1）神经促进模式；（2）学习和训练模式；（3）大脑皮层可塑性模式。

标准的神经学音乐治疗包括三种形式的训练：感觉运动训练、言语和语言训练，以及认知训练。

1. 感觉运动训练

感觉运动训练的目的是改善行走障碍，改善姿态和促进上肢运动。其治疗包括：听觉促进脊柱神经反射，感觉运动统合，节奏同步，听觉反馈，以及和语言发音有关的信息模块处理过程。针对行走、姿态、胳膊和躯干训练的典型技术包括节奏听觉刺激、感觉模式加强和治疗性乐器演奏。

节奏听觉刺激是一种通过固有的节奏反复的特性来促进行走运动的方法。这种方法把音乐作为一种外部的时间指示信号来调整身体的准确运动。

感觉模式加强是一种使用节奏、旋律、和声和力度等音乐的听觉因素来提供时间、空间和力度的感觉模式，从而构建和引导功能性的运动。

治疗性乐器演奏是通过乐器演奏来促进病人参与身体训练，并刺激功能运动。

2. 言语和语言训练

神经学音乐治疗师在恢复、改善或保持有言语和语言方面有缺陷的病人，如老年痴呆症和帕金森综合征的病人的言语和语言能力方面有多种方法。其治疗机理包括大脑两半球的不同工作过程，模式化信息的加工过程，接受感觉的触发，以及节奏同步。

典型的方法有如下 8 种：

旋律音调治疗，这一方法在开始的时候使用歌曲中的乐句的声调和韵律进行训练，然后融合为"言语的歌唱"，最终转化为日常语言特点的句子。

节奏言语指示信号，该方法使用音乐节奏来控制言语的速度。

言语刺激，该方法融合歌唱、念白、押韵、音乐乐句的特点来帮助病人完成或尝试完成语句。

嗓音音调治疗，对病人的嗓音音调变化、音高、呼吸控制、音色和音量等因素的控制能力进行训练。

治疗性歌唱，用于神经或言语和语言发展障碍造成的语言功能不足的病人的康复治疗，是用歌唱来刺激和发展语言，提高清晰度，增强呼吸功能。

口部运动和呼吸练习，使用吹奏乐器和口部练习，目的在于改善发声，增加清晰度，增强肺活量，以及改善言语的机制和功能。

音乐言语和语言成长训练，通过歌唱、念白、演奏乐器，以及组合音乐、语言和运动的方式来发展早期的言语和语言等功能。该方法在针对孤独症或其他发展障碍儿童的语言训练中显示出很好的效果。

音乐象征性交流训练，使用有组织的音乐表演或即兴音乐表演，包括器乐表演、声乐表演来达到学习交流行为的目的。

3.认知训练

认知训练对于儿童发展障碍、孤独症、注意力集中障碍、多动症、脑损伤或社会情感缺乏的治疗都是非常重要的。

听觉的注意力和感受训练包括音乐感知定位训练、音乐忽略训练、听觉感受训练和音乐注意力控制训练。

音乐感知定位训练,用于治疗严重和重度智力发展障碍儿童和昏睡病人。开始先用录制或现场演奏的音乐作为刺激信号来唤醒病人,然后唤醒病人的现实定位感,如对周围的人、地点和时间的意识,最后进入对觉醒和注意的保持训练。

听觉感受训练,要求病人对声音进行分辨。如辨别声音的各种因素,包括时间、速度、长度、音高、音色、节奏型,以及语言的声音。

音乐注意力控制训练,包括通过参与演奏乐曲或即兴演奏,或聆听音乐的音乐活动来吸引下列四种注意力:选择性的注意力、持续性的注意力、分别的注意力和转换的注意力。持续性的注意力训练是为保持注意力焦点,并逐渐地增加注意力保持的时间长度而设计的。

4.记忆力训练

典型的方法包括音乐记忆力训练,以及联想情绪和记忆力训练。

音乐记忆力训练,包括三种:(1)回声记忆力,强调感觉刺激信息呈现之后即时的回忆；(2) 程序记忆,强调记忆的规则和过去习得的记忆技巧；(3) 表述性记忆,强调与象征性符号的解码有关的语义和插入式的记忆技巧。这个音乐的框架结构中,非音乐信息被音乐的组织进行"组块",从而促进记忆能力。例如一首诗词被谱上旋律后就会变得非常容易记忆。

联想情绪和记忆力训练,简称通过促进情绪和情感状态来达到以下目的:(1) 建立可能引发回忆的情绪；(2) 引发与记忆有关的情绪,从而直接进入记忆；(3) 创造出积极的情绪和情感,从而有助于学习和记忆。

5. 决策功能训练

音乐决策功能训练使用个体或团体的音乐即兴演奏和音乐创作方式提供决策功能技巧的练习。

心理社会行为训练,基于情绪调节、经典条件反射、操作条件反射和社会学习的治疗机理,并结合情绪和记忆的联想网络理论的一种临床应用方法。典型的方法是音乐心理治疗。

音乐心理治疗与咨询,包括(1) 降低和改善情绪,(2) 提供认知再定位,(3) 情感行为反应的训练,(4) 社会技能训练,(5) 为行为矫正提供音乐激励训练。使用的音乐活动有集体参与,引导性聆听,主动参与即兴音乐演奏或乐曲的演奏。

二、生物医学音乐治疗

其目的是提供对各种音乐行为的生物医学分析。它的基本前提就是任何机体的某一特定行为反应都必然有特定的神经生理的活动过程。因此,任何由音乐刺激所引起的行为必然是由于同样的神经生理活动过程的音乐行为导致的结果。了解音乐的这些影响有助于治疗师在医学或其他领域中成功地使用音乐治疗。

生物医学音乐治疗的理论认为所有治疗的最基本关注点在于大脑的变化。科学研究证明,人类的所有行为都是由大脑产生的。也就是说,人的大量的行为能力是由至少十万亿个大脑中的神经联结产生的。因此,所有的人类行为研究都有必要熟悉大脑对于人的生理和认知的影响,并对此深入地研究,对于音乐治疗临床专业人士也是如此。

人类的高级行为的发展是从感觉器官接受外界刺激的过程开始,转化为感觉,然后在大脑中组织成为与大脑本身的信息加工过程的能力相和谐的形式,最后以个体的方式,而不是共性的方式来进行反应,并把它作为记忆储存起来,在以后音乐审美刺激下这种个性的反应将会被重新唤起。环境刺激越丰富,大脑的发育就越好。但是大脑发育的全部潜力又依赖于感觉器官的发育。

因为事实上所有的音乐治疗师的工作的基本或最终目的都是改变人类的生理结构的某些特定的功能。这些改变首先开始于大脑,因为人对音乐的感知首先取决于大脑把声音的信号"翻译"成音乐,然后音乐才能对人产生影响。例如,在包括精神分裂症、边缘型人格障碍、双向性情感精神病,以及任何其他的行为障碍在内的精神科的治疗过程中,所有最本质的问题都集中在病人的大脑。音乐治疗的目标是促进和恢复病人的生理功能,而这些生理功能又是依赖于大脑边缘系统和皮层的功能和神经控制功能的。另外还有一种常见的疾病——脑瘫,顾名思义,是一种脑部的功能损害。治疗脑瘫的关键在于寻找一种途径来最大限度地增加进入病人大脑的环境信息刺激。对于包括失语症在内的交流障碍,音乐治疗选用人类大脑的可塑性来对大脑的功能进行再分配,即在保持完好的大脑区域重新建立语言和运动中枢,以补偿受损的语言中枢和运动中枢。

因为生物医学音乐治疗理论的关注点直接集中在大脑,因此,在此领域工作的音乐治疗师需要熟悉基本的神经生理学、大脑病理学,甚至音乐神经学、音乐心理学、神经化学和生理心理学等相关学科。

三、医疗保健与音乐治疗

保健指最大限度地保持个人的健康状态。(1)对自我的责任感;(2)对营养的意识;(3)生理的健康;(4)对压力的管理;(5)对环境的敏感度。

保健的项目通常包括如下几个步骤:(1)评估目前的生活方式;(2)提出长期目标和短期目标;(3)设计达到这些目标的策略;(4)改变生活方式;(5)评估改变生活方式的效果,并对之后的工作做出调整。

　　有效的保健项目应该包括身体、情绪、思想和精神诸因素在内，但是一个具体的项目则应该按照参与者不同的需要、能力和生活环境做出调整，有不同的侧重。

　　音乐治疗可以在如下方面满足老年人的保健需要：压力管理、身体健康、人际支持、自我实现，以及精神的成长。

　　常见的企业保健项目有：身体健康、营养、压力管理、体重控制、高血压的治疗、生活方式的咨询、团体讨论、现场身体检查和治疗、安全和健康意识教育、健康风险的评估、过度紧张控制、业余活动，以及戒烟戒酒的训练项目。

　　学校健康教育的 10 个领域：社区健康、消费健康、环境健康、营养健康、个人健康、家庭生活健康、成长健康、疾病的预防和控制、安全和意外事故的预防，以及药物滥用。另外，其他一些领域也被认为是学校保健项目中的重要内容，如身体锻炼、生活方式的选择、个人的责任感、情绪健康、压力管理等等。此外还有危险行为的预防、遗传学、健康的交流、家庭关系、社区和同伴的影响，以及对精神生活的认识等。

第五篇

鼓圈在音乐治疗中的作用

第一章　鼓圈音乐疗法

第一节　什么是鼓圈

一、鼓圈音乐疗法技术的原理

鼓圈是音乐疗法的另一种器乐即兴演奏形式，它是在音乐治疗师的引导下让每个小组成员每人手拿一个或两个以上的鼓，大家围成一个圆圈，根据音乐治疗师设定的节奏及主题进行模仿、练习及即兴演奏的特殊音乐治疗技术。而鼓的类别与形态，在鼓圈技术的使用中并没有什么特殊的限制，各种各样的鼓都可以根据音乐治疗师的临床要求或治疗目标而成为鼓圈治疗的演奏乐器，但是非洲鼓效果最好。

在演奏者左、右手分别在鼓面拍打的过程中，小脑掌管肌肉运动的神经中枢，需要与左脑掌管抽象思维分析能力的功能区及右脑掌管音乐及情绪的功能区高度协调，并通过聆听自己拍击鼓声的声音信息反馈，随时调整自己的力度、速度和节奏因素。这对大脑内部及小脑运动中枢的协调功能都有着极大的促进保健作用。国外有大量临床研究文献报道音乐治疗的击鼓疗法，该疗法广泛应用于部分脑功能失调患者，例如脑中风引发的失语症的患者、半身偏瘫患者的康复治疗，且具有相当不错的临床疗效。

另外，鼓圈音乐疗法技术还能通过击鼓的演奏方式，让团体的每一位成员学会恰当地表达、宣泄情绪，从而减低小组成员的焦虑、抑郁等负性情绪，加强其情绪的控制力。另外，鼓圈的技术还能通过个体和团队在不同节奏中的相互配合演奏，促进小组个体与团队的沟通，提高参与者的社会交往能力。

二、鼓类乐器的特点

鼓是古老的乐器之一，在坚固的鼓身（一般为圆桶形）的一面或双面蒙上一块拉紧的膜，可以用手或鼓棒敲击出声。它相较吹管、弹拨、拉弦乐器，是最早成熟起来的乐器种类。早在原始社会时期，缶在原始人生活中是盛食物的陶器，蒙上兽皮，就成了鼓。除了最早的陶制鼓外，大都是以中空圆木覆上各种兽皮制成的木鼓为主。早在我国原始部落的音乐活动中，鼓就占有重要地位，但可能早期的人类已经意识到了鼓对人的情绪的明显影响作用，所以鼓除了作为乐器使用之外，在古代还经常被用于军事战争中振奋士气。此外，在部分古代军事战争中，战争的指挥者还靠鼓演奏出不同的简单节奏，来表达不同军事意义的指令性"声音代码"，从而达到传递一些需要保密的重要军事信息的目的。

鼓在现代音乐中是一种比较重要的乐器，有的乐队完全由以鼓为主的打击乐器组成。作为鼓圈音乐治疗的乐器，当然是以鼓为主，但并不是完全排斥非鼓类的其他种类乐器，音乐治疗师可以根据小组的情况及不同地域音乐文化因素，加入一些有特色的打击乐器。只不过鼓圈音乐即兴演奏的技术总体上还是以鼓类的乐器为主。

鼓圈音乐治疗技术所用到的鼓类乐器主要包括非洲鼓、康加鼓、邦戈鼓、爵士鼓及一些色彩类打击乐器等。以下就对部分有特点的鼓类乐器做一个简单的介绍。

非洲鼓又称"非洲手鼓"，起源于西非部落，属于土著民族的传统乐器。外形呈沙漏状，两端开口，用山羊皮包住较大的开口端，通常是挂在脖子或是挂在肩膀上边走边打，而并非放在地上敲打。最特别的是，这乐器一定要用手敲打，一手调整音调的

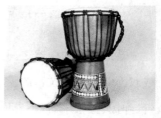

非洲鼓

高低，另一手敲出节奏。非洲鼓用手拍击鼓面而发声，当拍击的部位不同时，音色也有分别，可以发出高、中、低三种声音。这种鼓可以用作独奏，亦可以和其他非洲传统乐器合奏。

康加鼓源自于古巴非洲裔民族的打击乐体系，后来在古巴当地流行乐领域开始发展，并流传到美国，主要出现在拉丁风格的音乐领域。其相关的演奏风格主要表现节奏与速度上的变化，强调音乐的活泼动感。一般的康加鼓直径约为40厘米，高度约为1

米,有单个的,也有大、小一对的。常见为两个一组,分为高音鼓和低音鼓,通常来说高音鼓一般放置于鼓手的左手边,低音鼓一般放置于鼓手的右手边。演奏时必须使用鼓架支撑,让鼓的底部悬空,才能充分展现其音色的共鸣。

邦戈鼓又称为曼波鼓,经常与康加鼓进行搭配演奏。结构上有木制的小型鼓身,鼓底是空的,鼓面以动物皮制成,一般都是成双安装,一个鼓要比另一个鼓大,大、小鼓鼓面直径分别为 7 英寸和 9 英寸。大的鼓能奏出低音,小的鼓能奏出较高的音,两鼓音高通常相隔 5 度,按国际音高标准的 C—G 来确定音高。演奏时演奏者用膝盖夹住鼓身,小尺寸的高音鼓靠左腿,大尺寸的低音鼓靠右腿,用手掌或手指拍击鼓的不同位置并演奏出丰富的节奏。管弦乐队也使用邦戈鼓,但需要把鼓放在支架上,用鼓槌敲击。

爵士鼓,在中国俗称为"架子鼓",通常包括大鼓、小鼓和中鼓。有时因演奏需要会增加牛铃、木鱼、沙锤、三角铁、吊钟等,不管增设多少器件,都是由一人演奏。大鼓是利用脚踩踏板来发出声音,直径包括 18、20、22、24、26 英寸等不同的型号,深度以 14、16、18 英寸居多。小鼓因为其底部装有响弦(Snare),故英文名为 Snare Drum。爵士鼓用的小鼓直径约 13 或 14 英寸,深度以 3～8 英寸为多。中鼓是一种圆筒状的鼓,声音类似去掉响弦的小鼓的声音,架在大鼓上方。爵士鼓在长期的演奏过程中,形成一套固定的节奏类型,如迪斯科、伦巴、探戈、桑巴、恰恰、波莱罗等节奏。这些节奏型气氛强烈、节奏鲜明,各自具有独特的风格,但演奏起来具有一定的技巧难度。

　　除了以上介绍的各类鼓乐器以外,在鼓圈的即兴演奏中还可以根据音色、音高的需求,加入其他类型的打击乐器,如铃鼓、手鼓、箱鼓等。

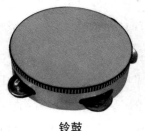
　　　铃鼓
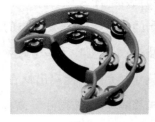
　　　手鼓

三、鼓圈的团体即兴演奏方式及流程

　　在开始鼓圈的即兴演奏之前,音乐治疗师可以让小组成员挑选自己喜欢的不同类型的鼓作为自己演奏的乐器。经过音乐治疗师初步的演奏示范,小组成员熟悉了自己所选择的鼓的基本演奏方式以后,就可以进入鼓圈的即兴演奏的核心环节。鼓圈音乐治疗的即兴演奏方式一般分为:节奏模仿、个体和集体节奏互动、有标题和无标题的自由即兴演奏、配乐声部即兴演奏等四种不同的方式。

　　1. 节奏模仿

　　节奏模仿通常是演奏鼓圈即兴演奏的第一个环节,也通常是小组建组及每一个疗程开始阶段的热身环节。具体方式是让小组成员根据音乐治疗师设计的节奏进行速度、音量变化的模仿。在这个环节中,音乐治疗师可以根据小组成员的节奏表达控制能力,为之设定一些难度适中的基本节奏型让小组成员进行模仿练习。这种方式的目的是让小组成员尽快熟悉鼓的各种基本演奏技巧,建立起通过鼓的即兴演奏方式来表达不同节奏的能力,为鼓圈音乐治疗的深入体验打下良好的基础。通常练习的基础模仿节奏类型分为以下几种:

（1）低难度节奏型练习

① X　X　　X　　X̲X̲

② X　X　　X̲X̲　　X

③ X̲　X̲X̲　X̲X̲　　X̲

（2）中等难度节奏型练习

① X　　X̲X̲　　X̲X̲X̲X̲　　X

② X　　X̲X̲　　X̲X̲X̲　　X

③ X̲X̲X̲　X̲X̲　　X・X　　X̲

（3）高等难度节奏型练习

① X　　　X̲X̲　　X̲X̲X̲　X

② X̲X̲　　O̲X̲　　O̲X̲　　X

③ X・X̲　X̲X̲　　O̲X̲　　X

以上这几种节奏型练习可以在同一个鼓上进行演奏,也可以在两个以上不同高音的套鼓上进行演奏;既可以一个人单独演奏,也可以几个人同时按照鼓谱上的节奏型进行分声部、分左右手、分音色的复合演奏;还可以根据演奏者自己对音乐风格的理解与喜好,在这些基本节奏型的基础之上进行即兴发挥改编。在基本的节奏模仿练习熟练以后,如果小组成员的节奏能力达到了一定程度,我们还可以引进难度稍高的节奏型进行练习。常用的节奏型包括马德里节奏型、爵士节奏型和摇滚节奏型三种类型,具体节奏型演奏的鼓谱如下所示。

马德里   1 + 2 + 3 + 4+

              r l r l r l r l

macho 4   cs f o th   cs f th

hembra 4   o

爵士   >   >

            1 + 2 + 3 + 4+

            l l r   l r r

macho 4   th f cs   rs

hembra 4   o o

摇滚   >   >

            Le + ah2e + ah3e + ah4e + ah

            r l r   l rl r l r   l

macho 4   th   cs   o o th cs   o

hembra 4   o   o o

鼓谱节奏声色演奏标记说明

r	右手演奏
l	左手演奏
cs	尖锐的脆音（右手指敲击鼓面时，左手拇指按在鼓皮鼓面边缘）
f	手指拍奏鼓面
th	拇指拍奏鼓面
rs	手指拍击鼓面的边框
e	拍击鼓面的边缘
ah	拍击鼓面的中间
o	开放的长音（拍击鼓面时，不要有任何其他部位接触鼓面的音色）
•	休止符号（不演奏，或是用手掌轻摸鼓面消除前一次击鼓发出的声音）
＞	重音记号（用较大的力度演奏）
macho	左边高音鼓
hembra	右边低音鼓

以上介绍的这几种模仿节奏型演奏具有一定的难度，对演奏者的演奏技巧要求相对较高，音乐治疗师需要针对小组成员的节奏能力来确定是否使用。

2. 个体和集体节奏互动

个体和集体节奏互动是指个体、团体成员通过不同节奏的即兴演奏进行个体与团体、个体与个体之间的互动交流。音乐治疗师可以让个体进行即兴的节奏型演奏,然后让小组成员听辨演奏者所演奏的节奏,再进行即兴的演奏模仿。这种方式能让小组成员通过集中的注意力去关注他人或小组的演奏细节,提高小组成员在人际互动方面的观察力、判断力与控制力。

节奏互动可以是个体与个体之间的互动,也可以是个体与集体之间的互动,还可以是小组和小组之间的互动。互动的形式可以是固定类型的节奏模仿,也可以是即兴节奏的模仿。可以是多人模仿一个人的节奏,也可以把同一固定节奏型分声部拆开,让不同的小组同时分别演奏固定节奏型中的不同节奏点。模仿节奏的过程中,既可以注重模仿节奏的情绪特点,也可以注重模仿不同节奏型在音量上的变化。

在这个互动的过程中,无论某个小组成员对其他别的小组成员有任何敌对、阻抗或是负面的情绪,或是个别小组成员缺乏归属感和认同感,都可以通过鼓演奏出来的节奏模仿过程进行交流,从而为小组成员提供改良人际交流模式,完善社会功能的机会。

3. 有标题和无标题的自由即兴演奏

有标题和无标题的自由即兴演奏则是指个体小组成员根据音乐治疗师设定的情绪标题,或是没有设定任何标题的情况下,自己通过即兴演奏不同节奏片段来进行心理情绪的表达。有标题即兴演奏的标题可以是情绪型的标题,例如"我内心的愤怒"

"欢喜""悲伤",也可以是关于生活事件或人物的标题,例如"我的母亲""昨天的那个故事""我和爱人昨天的冲突""此时此地的我"。尤其是当小组成员的演奏技巧和各种节奏型演奏相对成熟的情况下,通过鼓演奏出来的声音就成了小组成员自己与自己或是自己与团队之间在情感情绪上沟通的媒介,并能通过标题的引导充分投射出个体内心的情绪状态。此外,还可以让小组成员自己随便进行无标题的自由即兴演奏,让个体通过完全自由的即兴演奏来充分表达内心深处的情感与情绪。

有标题和无标题的自由即兴演奏往往用于个体或小组的情绪方面的行为矫正治疗,通过音乐治疗师对个体或团体即兴演奏的引导,可以让其有机会获得情绪的自我意识、情绪的宣泄表达、情绪的自我控制等人际功能方面的基本能力。这也是鼓圈音乐治疗技术在国外广泛应用于监狱人群及边缘人群的重要原因之一。

4. 配乐声部即兴演奏

配乐声部即兴演奏,则是指小组成员在音乐治疗师的引导下,根据某一个音乐片段,配合不同的节奏进行再创造的作品即兴演绎过程。音乐治疗师可以选择小组成员都熟悉或是喜欢的乐曲或是歌曲,然后根据鼓的不同音高、音色进行声部的分组。

例如高声部音色的鼓列队在左侧,低声部音色的鼓列队于右侧,然后让不同的鼓队同时配合分别演奏同一个节奏型中的高声部和低声部,最终形成一个鼓的乐队,配合所选择的歌曲或乐曲进行同步的演奏。这样一来,原来的乐曲配上了鼓乐队的节奏型以后,在音乐形象和风格上自然会发生巨大的改观,配器的风格也会与原作迥然不同,于是形成了一个拥有鼓乐队配乐的新音乐作品。

配乐声部的即兴演奏可以让每一个小组成员,通过集体审美再创造的过程获得审美的高峰体验,让小组的每一个个体成员内心产生强烈的团队归属感,提升个体在团队的自我认同能力,从而提升个体的自信心和自我认同的能力。

四、鼓的个体音乐疗法技术的临床应用

鼓圈是团体治疗的技术之一,但鼓圈团体即兴演奏的四种方式也可以广泛用于个体治疗。例如,失语症是中老年人群因脑溢血而引发的一种常见的病症。患者一般会因脑溢血而损伤脑部不同的区域,导致患者某一类词汇的语音及发音记忆受损,从而引发失语的行为现象,大部分患者自发讲话的能力在不同程度上都有所损害,具体表现为想到生活或工作中非常熟悉的人名,地名或是专业性词汇而无法说出来。

失语症的击鼓疗法主要是通过把患者失语的词汇群串联组合成为富有节奏和韵律的音调模式,然后让患者一边吟诵,一边用左手敲击拍打出相应的节奏,重建其语言在语音、语速、语调、语流方面的发音模式,提高语言表达能力。可以让患者在拍击鼓的过程中把熟悉的词汇用填空的方式填写,让患者边拍击鼓边进行这种填空问答式的语言诱发练习,也可以用上下句的回应方式来帮助提升其反射性的语言功能。这种方式的治疗能够让因左半脑的脑溢血损伤导致的失语脑中风患者,在很大程度上提升语言的流畅性,并改善自发语言的表达能力。情绪障碍打鼓个案音乐治疗也是常见的一种临床技术。

　　总体而言,鼓圈的音乐疗法技术还有很多不同的流派,适用的人群也极其广泛。音乐治疗师还可以根据自身不同的理论流派及不同人群的需求,来设计具体的技术实施环节。

五、技术引导原则及注意事项

　　鼓圈音乐疗法的技术引导原则与奥尔夫器乐即兴技术的引导原则类似。但音乐治疗师除了需注意那些技巧引导的原则以外,还需遵守以下一些注意事项。

　　由于鼓的演奏过程中音量会相对较大,尤其是集体演奏时候的音量更大。所以鼓圈音乐疗法的场地最好设置在非居民区,以免因为演奏鼓的音量过大而扰民。另外,由于打鼓的过程可能会在一定程度上扰动情绪,所以有严重高血压、心脏病的人参加鼓圈治疗还是应该慎重。

　　在鼓圈技术实施过程中,音乐治疗师需要根据鼓圈演奏者的能力,来确定节奏的难易程度,对于节奏感知能力较弱的人,尽量使用简单的节奏,且在打鼓过程的开始阶段,除了需要明确打鼓动作的规范以外,尽量用较慢的速度进行,以减低演奏的难度。

等到一个节奏型演奏都熟悉以后,再开始练习新的节奏型。

通常在打鼓前,音乐治疗师需要提醒演奏者先摘下手下的戒指、手链、手镯、手表等饰物。演奏者在演奏过程中不要猛力敲鼓面,也不要直接跨坐在鼓的鼓皮或鼓壳上,以免导致鼓桶变形、断裂或受损。除了手掌以外,不要用其他的物品敲击鼓面,更不要让鼓面的皮革接触锐利的东西,以免鼓面的皮革受到划伤而受损。

此外,在炎热天气下或是气压及湿度变化大的环境中,必须将鼓皮放松调整保存才行,尽量不要在雨天或是太阳暴晒的自然环境中打鼓。此外,尽量不要用含有化学成分的保养品如乳液、润滑油等涂抹鼓皮,以免影响鼓面的弹性继而缩短乐器的使用寿命。

鼓圈音乐疗法还可以与吹奏器乐的音乐疗法相结合。吹奏器乐的音乐疗法功能主要体现在通过锻炼呼吸来提升心肺功能。例如,吹奏乐器在吹奏过程中经常会用到一种"循环换气法",这种特殊的吹奏方法最早来自于民间的唢呐、曲笛等乐器的"鼓腮换气法"。该方法能够通过鼓腮、吞舌根等特殊呼吸技巧,在乐器上吹出绵延不断的长音,甚至还能不带任何停顿地吹出整个连贯的乐段。通过长期类似的呼吸锻炼,吹奏者的肺活量及心肺功能都能得到疗愈性的锻炼。所以一般而言,吹奏乐器对哮喘等慢性肺部疾病有重要的行为疗愈功能。因此在部分乐器匮乏的边远地区,就可以应用吹奏乐器的音乐治疗来作为该类疾病的辅助治疗手段。

　　此外，在演奏吹奏乐器的时候，还能通过左右手手指按在乐器音孔位置的变化来控制音准、节奏、音高、音色等，通过左右手手指的协调锻炼过程，从而达到健全脑功能以及感觉综合的目标。

　　吹奏乐器的初学者在练习过程中每次练习的时间不宜太长，最好有专业的老师予以指导，否则不当的吹奏方法容易引发肋间肌群的疲倦。此外，最好吹奏者每人都使用自己的吹奏乐器，不要多人共用一件乐器，以免通过唾液引发肝炎、艾滋病等疾病的传播。

六、鼓圈是全世界范围最受欢迎的音乐疗法之一

　　鼓圈音乐疗法作为集体音乐疗法的一种形式，在全世界越来越受到欢迎。美国神经学家与打击乐专家联手进行了试验，发现音乐节奏和人的大脑有着奇妙的联系，这种联系还可帮助治疗人的精神疾病，并促进从幼儿到成年人健康发展。

　　鼓圈与其他鼓组或鼓乐团的不同之处在于，其目的不是表演，而是参与者在鼓圈中得到成长，即使是没有任何基础的人，也能在鼓圈玩得很开心。

　　鼓圈活动能在热烈的音乐节奏中充分表达自我、宣泄情绪，在欢声笑语中体会自我价值和团队支持。它不仅能缓解参与者的压力，促进沟通，提高社交能力，更使自我意识得到充分尊重，

创造能力得到充分发挥,为个人与团队注入活力,降低忧郁情绪,促进健康身心。

第二节　鼓圈的两个分型

一、激情鼓圈

运用在非治疗环境下,普通人群无论男女老少都可参加。通常音乐疗法的人数不设上限,有时能有数百人参加。大家围坐成圈,每位参与者手里都有一个鼓或者其他打击乐器。

鼓圈的引领者通常站在圈的中心,带领成员进行活动。引领者的主要目标是辅助大家的演奏,通过各种技巧让大家有和谐的团体音乐体验,带来积极的快乐的感受。这种鼓圈没有时间的限制,可以从几十分钟到一整天。

二、治疗性鼓圈

治疗性鼓圈运用在治疗环境下的各种人群:

(1)儿童:自闭症、发展迟滞、精神或肢体残疾、学习障碍、听力障碍

(2)成年人:精神疾病、各种神经症、精神或肢体残疾、躯体疾病

(3)老年人:阿兹海默症

第三节　鼓圈治疗的方法

音乐治疗师(或者是具备音乐治疗专业知识的鼓圈引领师)根据具体的音乐治疗目标来引领大家的演奏。他有可能站在鼓圈的中心,或者和成员一起坐在圈里。

在此过程中,团体的音乐感受不仅仅只有积极和快乐的感受,也有可能出现伤心、愤怒、冲突、抑郁等负面的情绪。这些情绪有可能是成员在自己的音乐演奏,或与他人的音乐交流中自然出现的情绪(比如,因为两个成员之间的音乐不和谐而引起的不愉快情绪);也有可能是治疗师有意识地用音乐互动引发的情绪(比如,治疗师在鼓圈中刻意演奏有压迫感的密集的节拍来引发青少年的情绪反应)。在音乐治疗的鼓圈中,一切的情绪都是有治疗意义的。因为那种情绪恰恰与来访者的某个问题或者情结相联系,治疗师可以把这个情绪作为一个治疗的切入点,与来访者一起继续深入的探索,帮助来访者解决问题。

治疗师用鼓圈帮助来访者表达自己的情感,与治疗师建立治疗关系,觉察自己的情绪体验,以及在某种重要关系中的情绪体验。然后再用其他的方法(如即兴演奏、语言讨论)来探究情绪背后的深层问题,包括来访者的防御方式、移情、投射、人际模式等。

这些方法里运用了音乐的各种元素(节奏、律动、旋律、动力、语言的节奏性等),主要是为了让来访者能够以音乐的方式体验、表达和交流内心真实与深层的情感、想法和感受,以达到沟通和治疗的目的。值得注意的是,治疗性鼓圈只是音乐治疗的一部分,或者说一个环节。

第六篇

神奇的陶笛与音乐治疗

第一章 关于自闭症

第一节 什么是自闭症

自闭症（Autism），又称孤独症或孤独性障碍（Autistic Disorder）等，是广泛性发育障碍的代表性疾病，是一种严重的、广泛的社会相互影响和沟通技能的损害及刻板行为兴趣的精神疾病，在不同年龄阶段均有发生。中国儿童孤独症患病率逐年升高，且男孩发病率高于女孩。

自闭症儿童的典型特征如下：

（1）沟通困难：自闭症患儿的语言与正常人的语言在逻辑、内容、形式上互不相容。他们的内在世界精彩纷呈，但与正常人的内心世界互不相通。他们的思维活动表面平静，内部活动却很激烈。这种语言的不相容性导致自闭症患儿行为古怪、不可理解。自闭症儿童最令人困扰的是他们的人际交流能力问题。他们常常表现出完全缺乏与人进行语言或非语言交流的能力或意愿。例如，缺少社会亲切感（如招手说"再见"），错误地使用语句中的动词，代词倒错（如应该说"我"，而说成"你"）。自闭症儿童在社会情感方面的症状有四个基本的特点：

① 患儿从出生即表现出严重缺乏与他人建立联系的能力。

② 自闭症儿童常常表现出情绪和行为的障碍，表现为不正常的情绪反应。

③ 自闭症儿童常常缺乏与其年龄相适应的游戏行为。

④ 自闭症儿童表现出固守同一的行为模式。

（2）预测能力差：自闭症患儿由于缺乏想象力和预测行为结果的能力，无法进行建设性游戏。但他们知道纸可以撕、硬的东西扔到地上可以发出声音等，为了寻找这种撕纸或扔东西的快乐，他们往往打碎或撕掉一些不该打碎或撕掉的东西。

（3）常有不雅举止：例如逛商场时会毫无顾忌地从货架上取出自己喜爱的食物后径直走出超市；当父母与同事或邻居谈话时，会抱着别人亲吻或无原因地攻击他人，甚至在公共场所当众脱衣服等等。

（4）常有危险举动：自闭症患儿往往没有恐惧感，不能预料他们能列为精神的行为所产生的后果。因此，他们常有危险举动，如突然穿越马路而不顾来往车辆；打开煤气开关只是为了听到"叭、叭、叭"的响声；摆弄自己感兴趣的电源、开关；把身体探出窗口；在高处攀爬行走，这些举动威胁着他们的人身安全。当自闭症患儿对某些事件不理解或心情感到烦恼和困惑时，会出现自伤行为，如咬手腕、咬手背、抓头发、以头撞墙。一些患儿在闲得无聊时也会出现自伤行为。

（5）精神受伤害：症状严重的孩子整日沉默不语、畏缩不前，热衷于把自己与外界隔离开来。自闭症是造成儿童精神残疾的最直接原因之一，导致社会适应能力受损、自我管理能力下降，精神活动自闭、生活技能获取不足。

（6）感觉有障碍：自闭症患儿还存在感觉过敏和感觉迟钝现象。感觉过敏是其对外界一般程度的刺激感受增强的一种现象。有的患儿对声音、光线感觉过敏，听到突然的声音就会吓一跳或捂上耳朵。有些患儿在晴天出门时都要戴上太阳镜才能平息他们的烦躁和不安。感觉迟钝现象在自闭症患儿中表现尤为突出：对寒冷和疼痛不敏感，冬天穿单衣外出而不觉得冷，打针时不觉得疼，跌倒时摔破皮肤也无任何反应。

自闭症属于儿童精神疾病，世界卫生组织已将此类患者列入残疾人系列（智残）。患有此症的病人，很难独立生活，给社会和家庭造成沉重的负担。自闭症的主要特征是以自我为中心，社会性孤立，欠缺对他人的感情关心，语言发展异常或障碍，非语言交流存在缺陷，记忆能力较弱。自闭症患者中半数以上是中度或重度弱智，但也有 2% 是高智商。国际诊断自闭症有四个标准：一、发病于儿童时期，基本在 3 岁以前；二、人际关系有重大障碍；三、语言残障范围广泛；四、强迫行为或奇怪的仪式。

自闭症是脑损伤，是一种先天的脑损伤，带有遗传因素。不过也可能是后天造成的，比如在生产过程中，产钳的使用不当或者孕妇生产困难，导致挤压胎儿的大脑，造成小部分的出血，虽然没有外在的症状,但此时已经影响了未来可能的异常发育,导致自闭症。婴儿期的脑炎或脑膜炎等与自闭症也有一定的关系,儿童期脑损伤也可引起自闭症,要到医院进一步检查和治疗,才能有效控制病情,这就不是单纯的自闭症了,需要同时治疗大脑。

第二节 自闭症的成因及现状

1. 自闭症的成因

根据对自闭症儿童的母体孕前和孕期营养状况回顾性调查研究的结果:24 名自闭症儿童母亲中,其母体孕前 BMI 小于 19.8 的 14 人(58.33%)、体重小于标准体重 15%～19.99% 的 6 人(25.00%)、体重≤标准体重 20% 的 7 人(29.17%)、孕前和孕期综合评价存在营养不良的 23 人(95.83%),得出结论:母体孕前和(或)孕期营养不良和自闭症儿童的诞生密切相关,可能是自闭症儿童诞生的必要条件。

根据美国自闭症研究中心对 2000 个自闭症案例的调查,自闭症患病率 3.5:1 或 4:1,香港的统计数据则达到 11:1。男性患自闭症的比率为何远高于女性? 这是因为男孩子在出生前暴露在睾丸素水平更高的环境中,从而影响了他们的大脑发育。

2. 自闭症现状

目前全球自闭症患病率已达 1%。我国自闭症群体人数发生

率略高于 1%。也就是说,在我国 14 亿人口中,可能有超过 1400
万的自闭症人群,包括 200 万的自闭症儿童,并以每年将近 20 万
的速度增长。全国义务教育阶段特殊教育学校有 2000 多所,而
学龄前特殊教育学校几乎没有。

很可惜,就目前的科学医疗手段,甚至还尚不明了自闭症的
发病原因,只能笼统地归为基因问题。无法找到病根,就意味着
自闭症还没有有效显著的治愈手段,自闭症将伴随患者走完
一生。

3. 目前我国自闭症患者的康复现状

自闭症儿童的治疗方法各种各样。就传统方法来说,主要有
应用行为分析法、感觉统合训练、音乐疗法、游戏疗法;就创新方
法来说,主要有干细胞疗法、虚拟现实治疗;就辅助疗法来说,主
要有心理疗法、园艺疗法、食物疗法、体育锻炼;就中医疗法来说
有针灸疗法、抗闭一号等。不可否认,随着科技的进步以及对自
闭症患者的关注,越来越多的治疗方法被有效运用。目前世界上
对自闭症患者的致病原因还没有一个明确的说法,所以每种方法
既有其可用之处,也会存在各种各样的弊端。总的来说,目前我
国对儿童自闭症患者的治疗并不那么有效。如果按我国第二次
全国残疾人抽样调查明确将自闭症列为精神类残疾的划分方法,
则自闭症也应该包括在残疾人的大范围内。

第三节　自闭症的诊断与鉴别

一、自闭症诊断的发展

20 世纪 70 年代后期到 80 年代初,随着临床精神病学的发展以及对儿童期精神问题的关注,越来越多符合坎纳(Kanner)所描述的症状,但又无法被诊断为精神分裂症的儿童开始引起临床精神病学家的关注。为这一病症确定诊断标准成为当时美国精神病协会修订《精神疾病诊断和统计手册》(以下简称 DSM)的重要任务之一。

1. DSM - 3 中自闭症的诊断

在 1980 年颁布的 DSM - 3 中,儿童期自闭症(Infantile Autism)首次作为一项单独的诊断类别出现,与儿童期起病的广泛性发展障碍(Childhood Onset Pervasive Developmental Disorder)以及非典型广泛性发展障碍(Atypical Pervasive Developmental Disorder)共同组成 DSM - 3 中的新诊断类别——广泛性发展障碍(Pervasive Developmental Disorders),而此时阿斯伯格综合征仍未被列入诊断系统。DSM - 3 中所罗列的婴儿期自闭症诊断标准相对笼统,三大核心症状也尚未形成。其中自闭症的 6 项诊断标准包括:① 起病于 30 个月前;② 普遍缺乏对他人的反馈(表现自闭);③ 存在严重的语言发展障碍;④ 即便出现语言,其语言模式也表现特殊,包括回声性语言、代词使用错乱;⑤ 在各种情景中反应异常,包括无法适应改变、对某些事物表现出特别的爱好等;⑥ 但不存在幻想和幻听,与精神分裂症的症状不同。

2. DSM-3-R 中的自闭症三大核心症状

随着对自闭症认识的加深以及相关研究的不断深入,在 1987 年出版的 DSM-3-R 中,美国精神病协会对广泛性发展障碍的诊断进行了调整细化,并形成至今通用的儿童期自闭症的诊断标准。在 DSM-3-R 中,首先合并了原儿童期起病的广泛性发展障碍和非典型广泛性发展障碍形成新的诊断类别,并以待分类的广泛性发展障碍(Pervasive Developmental Disorder Not Otherwise Specified)统而称之。其次,明确了自闭症的三大核心症状,即社会交往障碍、言语与非言语发展障碍以及重复行为和异常的兴趣爱好。手册规定对于自闭症的诊断必须同时满足上述三个方面的缺陷,并将起病时间确定为 3 岁前。

3. DSM-4 中自闭症的诊断

在 1994 年发布的 DSM-4 中,美国精神病协会沿用了自闭症三大核心症状的诊断标准,并且将雷特综合征、阿斯伯格综合征以及儿童期瓦解性障碍从待分类的广泛性发展障碍分离出来,与自闭症一起归属于广泛性发展障碍。

4. DSM-4-TR 中自闭症的诊断

2000 年,美国精神病协会再次对手册进行修订,调整了部分文字描述以及障碍编码,形成了 DSM - 4 - TR。DSM 系列手册作为美国临床精神病学领域重要的操作标准,在过去的三十多年中指导着自闭症及各类广泛性发展障碍的临床诊断、干预及相关研究。无论是临床诊断工具,还是各类语言发展、行为矫正及社会能力发展干预计划均是以自闭症三大核心症状为基本出发点的,而这一状况随着 DSM - 5 的发布将可能面临革命性的转变。

二、DSM - 5 草案中自闭症谱系障碍的诊断标准

2011 年 1 月 26 日,美国精神病协会在 DSM - 5 修订官方网站上公布了最新的自闭症谱系障碍诊断标准草案。自闭症谱系障碍必须满足以下四项标准:

(1)在社会性交往方面存在缺陷,这些缺陷具有一定的持续性,且并非由于普遍发展障碍所致,症状表现同时包括以下三项内容:① 缺乏社会性情感互动的能力,具体症状表现从轻到重,包括:缺乏恰当的社交技能→无法运用对话交流来分享兴趣、情绪及情感→对社会性互动缺乏回应→无法进行自发性的社会活动。② 缺乏运用非言语交流行为进行社会性交往的能力,具体症状表现从轻到重,包括:无法融会使用语言交流与非语言交流技能→表现出异常的目光接触以及肢体语言→对非言语交流的理解与运用存在障碍→缺乏面部表情或非言语姿势。③ 无法开始或维持一段符合其年龄发展水平的社会关系,具体症状表现从轻到重,包括:无法根据社会性情景的需求来调节自己的行为→无法

进行想象性游戏→无法发展同伴关系→对人缺乏兴趣。

（2）表现出局限的、重复性的行为、兴趣以及活动，症状表现至少包括以下四项内容：① 刻板及重复的行为或语言，反复摆弄某些物件（例如，单一刻板的肢体行为、模仿性语言、重复使用某物体或存在异常的语言）。② 刻板地遵守某些习惯、仪式化的语言或非言语行为，或是无法接受改变（例如，仪式化行为、刻板习惯、反复提问或容易因为细微改变而引发强烈的负面情绪）。③ 明显僵化及狭隘的兴趣爱好，表现出异乎寻常的专注强度及专注程度（例如，沉迷特殊物体、过分局限或固定的兴趣爱好）。④ 对感知刺激表现过于敏感或过于迟钝，或是对环境中的感知刺激存在异常的兴趣（例如，无法辨别冷热痛觉、对特别的声音或材质反应异常、过度嗅或触摸某些物体、沉迷于光线或是旋转的物体）。

（3）症状必须出现于童年早期（但也可能由于个体的社会性需求尚未达到一定水平，而使症状无法全部表现）。

（4）症状导致个体日常功能受限或损伤。

从目前公布的 DSM－5 草案可以看出，新的自闭症谱系障碍诊断标准将更强调对个体社会性发展能力的评估以及支持服务，特别是早期干预的衔接。这不仅体现了当前自闭症理论及实践领域的研究结果，同时也为研究的进一步开展指明了方向。希望通过对新诊断标准草案的剖析，能够为国内研究者及实践工作者提供有价值的参考建议，以促进我国自闭症谱系障碍诊断、干预及相关研究工作的开展。

三、儿童自闭症与其他儿童行为障碍

自闭症患者的个体症状表现差异很大,虽然在三大典型症状上具有共性呈现,但每个个体的三大特征呈现又会有自己独特的方式。例如,在社会交往障碍上的表现,有些患者不会有任何主动交往行为;而有些患者会不分场合和方式地和人进行相同方式和语言的交往;在刻板行为和语言的表现上更是百人百态,有的刻板于数字,有的刻板于地图等。而最可能出现的是,在诊断上我们会把自闭症和其他儿童行为障碍混淆。这里,我们列举几类容易和自闭症混淆的其他儿童行为障碍,以便于大家更好地掌握自闭症的诊断。

1. 雷特综合征

雷特综合征(Rett Syndrome)是一种严重影响儿童精神运动发育的疾病,呈现进行性智力下降、孤独行为、手的失用、刻板动作及共济失调。雷特综合征的临床表现共分为四期:第一期(6月～18月发病)表现为发育停滞,头部生长迟缓,对玩耍及周围的环境无兴趣,肌张力低下。第二期(1～3岁发病)表现为发育迅速倒退,伴有易激惹现象,手的失用与刻板动作,惊厥,孤独表现,语言丧失,失眠,自虐。第三期(2～10岁发病)表现为严重的智力倒退或明显的智力低下,孤独表现改善,惊厥,典型的手的刻板动作,明显的共济失调,躯体失用,反射增强,肢体僵硬,醒觉时呼吸暂停,食欲好但体重下降,早期的脊柱侧弯,咬牙。第四期(10岁以

上发病)表现为上、下运动神经元受累的体征,进行性脊柱侧弯,肌肉废用,肌体僵硬,双足萎缩,失去独立行走的能力,生长迟缓,不能理解和运用语言,眼对眼的交流恢复,惊厥频率下降。

2. 注意缺陷多动障碍

注意缺陷多动障碍(Attention-Deficit Hyperactivity Disorder,简称 ADHD),俗称儿童多动症,其发病原因很多,是儿童时期的常见病,有的甚至延续到成年。近年来由于环境、教育等因素的影响,注意缺陷多动障碍的发病率有逐年增高的趋势。患有注意缺陷多动障碍的孩子的表现为:注意力不集中、成绩差、书写潦草、活动过多。还有的孩子表现为:冲动任性、顶嘴冲撞、不合群,缺乏自我克制能力或者行为幼稚、怪僻、无目的,以及贪玩、逃学、打架,甚至说谎、偷窃等,无论怎么教育都无济于事。随着年龄的增长,因自控力差易受不良影响和引诱,较一般人更易发生问题行为。

3. 学习障碍

世界卫生组织(WHO)将学习障碍(Learning Disabilities,简称 LD)定义为:从发育的早期阶段起,儿童获得学习技能的正常方式受损。这种损害不是单纯缺乏学习机会的结果,不是智力发展迟缓的结果,也不是后天的脑外伤或疾病的结果。这种障碍来源于认识处理过程的异常,由一组障碍所构成,表现在阅读、拼写、计算和运动功能方面有特殊和明显的损害。

第二章　关于海豚音

第一节　海豚音可以疗愈自闭症的原理

　　海豚作为一种具有高等思维能力的动物,能和孩子进行心灵沟通。海豚能发出两千至十万赫兹的多种波长的超声波,美国、澳大利亚等国研究表明海豚音能对自闭症、脑瘫、唐氏综合征等患者的神经产生强烈的冲击和刺激作用。美国佛罗里达海豚研究中心主任认为,海豚发出的独特的高频率的声音在治疗中发挥了很大作用,因为它能使儿童有一种放松感。据了解,人类无法听到海豚回声定位所发出的超声波,自闭症的孩子却能听到海豚发出的声音。海豚所发出的高频超声波能大大激活人脑中处于"休眠状态"的神经元细胞。海豚音适用于儿童脑瘫、神经性运动障碍、唐氏综合征(又称先天愚型)、孤独症、智障儿童,海豚音能有效缓解沮丧情绪,因而对抑郁症也有一定治疗价值。

第二节 为什么自闭症可以接受海豚音疗愈

一、自闭症可以接受音乐治疗的原理

自闭症是儿童时期广近性发育障碍性疾病,以社交障碍、刻板重复的行为方式等为主要特征。近年来,自闭症发病率不断升高,70％患儿成年后存在社会能力障碍、生活无法自理,给家庭与社会带来沉重负担。因此,改善自闭症患儿社会、语言功能,恢复生活自理能力是临床领域主要研究方向。

有研究发现,自闭症患儿对音乐有特别的反应和爱好,部分自闭症患者有着较为优越的音乐感和音乐记忆能力。故音乐疗法用于自闭症中可获得较好的效果。对自闭症患者采取音乐治疗时,以改善认知、运动、语言、音乐、控制等功能为目标,在音乐治疗中融入故事性歌词,可提升患者社会、语言能力;亦或采用奥尔夫音乐,强调音乐的原本性及"以人为本"的原则,在音乐治疗中选用问候或促进社会交往的舞蹈及音乐,使患者学会与他人目光交流及肢体接触,学会关注他人存在,促使其融入社会;另外明确患者的需求层次,强调自我实现及尊重需求,以此帮助患者放松心情,建立非语言的交流与互动,促进患者康复。自闭症患者因语言、行为障碍及长期刻板行为等,会造成行为退缩、人际交流障碍。自闭症患者通过音乐治疗,在音乐环境刺激下学会各种技

巧,促进其感知觉,并关注患者情绪,改善身心状态。同时利用引导式教育根据社会化、环境优化原则,将社会功能、交往能力、感情训练等方法融入引导式教育中,可提高教育效果。

（1）达尔克罗兹体态律动学

达尔克罗兹最重要的音乐教学理念为体态律动,即利用身体去感受、理解、表现音乐,原地类型包括拍手、摇摆、踏步、旋转、说话歌唱等,空间类型即通过走、跑、跳、爬等自行创造表现与所听到的音乐相应的动作。

（2）柯达伊音乐教育思想及教学法

柯达伊是匈牙利著名音乐教育家和民族音乐家。柯达伊强调音乐教育的全民性和深远意义,他认为最有效的音乐教育必须从幼儿开始,他非常重视歌唱教学,认为歌唱教学是音乐教育的基础,让学生们通过最简便易行的方式感受音乐的和声色彩,激发合作意识,提高互动协作能力。

柯尔文手势是柯达伊音乐教学法中的重要组成部分,1870 年由英国人约翰·柯尔文（John Curwen）首创。这套手势利用手位不同的姿势给予音高不同的暗示,更好地训练学生的观察和模仿能力,能够使自闭症儿童强化注意力,感受音乐旋律线条在空中的不同方位,将视觉、听觉、感觉三位一体充分融合,字母谱与柯尔文手势法的实施,对音乐治疗中音高的暗示具有重大的意义,值得研究探索。

（3）奥尔夫音乐教育思想及教学法

作为世界三大音乐教育体系之一的奥尔夫音乐教育法，不仅对于普通儿童的教育有帮助，对于自闭症儿童的治疗也起着非常重要的作用。该治疗方法通过让自闭症儿童逐渐参与到活动之中，从而对其康复起到一定的帮助作用。奥尔夫教育体系，即通过拍掌、跺脚、捻指、拍腿等声势来表现，融合了嗓音活动（即歌唱语言、节奏诵读）、动作活动（律动、舞蹈戏剧表演、声势）、乐器即兴演奏（定音的乐器、嗓音类的乐器）。奥尔夫主张学生即兴演奏并设计自己的音乐，充分发挥主观能动性，只有这样不断的学习和进行有吸引力与有创意的教学才能激发出自闭症儿童的内在音乐潜力，进一步提高综合能力。

（4）听觉统合训练（Auditory Integration Training，简称为AIT）充分利用现代数码电子科技设备，利用一组特别声音与音乐作为一种整体的听力训练程序，通过让患者聆听经过过滤和调配的音乐来达到矫正听觉系统对声音处理失调的现象，并刺激脑部活动，从而达到改善行为紊乱、情绪失调、语言障碍、交往障碍的目的。听觉统合治疗并不是用一般音响去听音乐，而是用数码听觉统合训练仪去进行治疗。听觉统合训练是一种特殊的音乐治疗方法，当声音信号通过听觉器官的神经纤维化导至后脑和大脑皮质系统，音乐中的音高、音强、音色这些基本元素能够直接通过丘脑等皮下结构，使大脑机体产生自主反应。各种音响以时间为载体，在时间的过程中展示着自身有序的声频律动，而这种声频律动与大自然中一切具有生命的物体产生着异体同构的共鸣，形成起、开、张、合的有序交替与增长的生命律动，音乐中的节奏模式和曲调体系在很大程度上与人体的特征节律有着奇妙的共通。

听觉统合治疗也是感觉统合治疗的一种。该方法通过让受试者聆听经过听觉统合训练仪调制的音乐，即利用训练仪根据患者的听觉测试情况决定是否过滤某个音频或降低音乐中的高频或低频的声音，来矫正受试者听觉系统对声音的处理失调，并刺激脑部活动，从而达到改善受试者语言障碍、交往障碍、情绪失调和行为紊乱的目的。

国外音乐教学法以音乐实践活动及游戏为主，重视挖掘学生的创造力，积极引用先进教学理念，设计出更新颖、更有效、更适用于自闭症儿童的教学课程案例，将理论与实践、创新与趣味性融于一体，让最原本的音乐教育回归自然，唤醒音乐本能，让学生切身感受音乐美。自闭症儿童音乐教育是一项多学科交叉的研究课题，通过对国外音乐教学法在自闭症儿童音乐治疗中的应用和实践中得出的数据，希望能够对我国自闭症儿童的音乐治疗和康复帮助起到促进作用，为自闭症患者提供坚定、可靠的现实依据。

综上所述，对自闭症患儿采取音乐治疗联合引导式教育疗法，能够改善患儿行为症状，提高治疗效果，值得推广应用。

二、自闭症儿童听觉系统异常的表现

自闭症儿童的听觉系统存在功能失调。自闭症患儿存在听觉过敏现象。具体表现为：捂耳，听到环境中某些声音会烦躁、哭泣、发脾气、摔东西、躲避某些声音、畏缩，因为噪音的缘故而制造噪音等。相反，一些自闭症患儿则对某些声音无反应，听觉处理过程也显得缓慢、迟钝等。由于听觉系统功能的失调，自闭症儿童对周围事物可能产生歪曲的感知，从而影响其语言发育，并造成一定的情绪行为异常。

一个有超灵敏听觉的人听到的我们这个世界的声音与正常听觉的人是不同的，他对声音的反应也不同。超灵敏是种对声音的某些普度或频率比其他声音听起来强许多倍的障碍，它可以引起听到某些频率时的痛苦或极度不适或引起听觉信号的总体变形。正像一位自闭症患者自己表述的，下雨时雨点掉在路上的声音就如同机关枪的声音，他听到的声音感觉较我们正常人听到的声音强度高 10～15 倍左右，所以对声音极度敏感并表现出强烈的反应。

三、自闭症儿童听觉系统异常的原因

听觉通路（Auditory Pathway），简称听路，是指与听觉产生相关的一系列解剖结构。听觉通路在中枢神经系统（脑）之外的部分称为听觉外周，在中枢神经系统内的部分称为听觉中枢或中枢听觉系统。听觉中枢纵跨脑干、中脑、丘脑的大脑皮层,是感觉系统中最长的中枢通路之一。

我们通过大脑聆听,而不是耳朵!我们的耳朵和大脑是一个协同工作的系统,耳朵将信息注入听觉系统,大脑不断从耳朵里接收各种各样的线索,自动轻松识别出声音,并定位它们的来源。声音信息自周围听觉系统传导至中枢听觉系统,中枢听觉系统对声音有加工、分析的作用,像感觉声音的音色、音调、音强、判断方位。还有专门分化的细胞,对声音的开始和结束分别产生反应。传到大脑皮层的听觉信息还与大脑中管理读、写、说的语言中枢相联系,有效完成我们经常用到的读书、写字、说话等功能。另外借助于听觉中枢,还能完成各种听觉反射,如镫骨肌反射,在受大声刺激时,通过此反射,可保护内耳免于伤害。

第三章　神奇的陶笛心理疗愈

第一节　泥哨、陶笛和埙的区别

凡是材料取自泥土,通过吹气能发出类似鸣哨声的都是传统意义上的泥哨,陶笛和埙都在这个范围之内。所以广义的泥哨是指简单的、原始的、无统一规范,且难以普及和交流的简陋乐器。陶笛和埙比泥哨更具体一些,一般指具有宽音域范围,可以吹奏一般乐曲,具有规则化的指法,便于普及学习与交流的乐器。

陶笛和埙有一些材料工艺方面的共性,但发音却有极大的区别。埙吹奏发音的难度很大,需要吹奏者找到合适的口风才能吹响,所以为降低埙的吹奏难度,有些制作者在吹口上刻意加了一个锋刃斜坡,有效地起到了降低吹奏难度的作用。陶笛吹奏发音几乎没有难度,因为已经约束好气流走向,发音结构就像哨子那样,只要向吹口里吐气,即可发音。二者在表现力方面也有差异。埙的表现力很有特点,因为吹口有一定的面积,可以通过调整嘴唇的位置来调整吹口暴露的大小,从而很轻易地扩展出降好几度的有效音阶。因为埙可调整的范围较大,所以可以吹奏出很有特色的、大幅度的、很辽远幻化的气滑音。而陶笛的吹口已经限制定型,虽然通过一些特别的技巧可以适当调整音域的弹性,通过其腔体的大小在制作上的变化可以达到和埙类似的音色,但在某些表现技巧上还是不能与埙相提并论。不过陶笛的易吹度显然是值得推崇的,也是其他非哨口吹奏乐器无法比拟的。

第二节 陶笛的种类

陶笛是品种花样最丰富的乐器之一,其种类大致可以用五种不同的方法来划分。

一、按指法规律分类

按照指法规律来划分,陶笛主要可分为三类:顺指法系列、交叉指法系列和特殊指法系列。

顺指法系列陶笛主要有 8 孔、9 孔、10 孔、12 孔陶笛和复管陶笛。这种陶笛的指法规律为:除去固定陶笛的手指以外,从右到左依次放孔可以吹出从低到高的音。目前最常用的是 12 孔陶笛,其指法非常简单合理,用一支陶笛就可以很随心所欲地吹出三种不同的调,通过简单的指法变化甚至可以吹出七种以上的调,还能轻松地演奏半音阶。

交叉指法系列陶笛主要有 4 孔、6 孔、7 孔、8 孔陶笛。但这个系列最常见的是 6 孔陶笛,其放孔的基本原则是:"交叉放孔,先下后上,从右到左。"这种陶笛虽然比 12 孔陶笛少了一半的指孔,但是通过交叉指法的运用,其有效音域范围可达到 10 度,仅仅比 12 孔陶笛少了三度。如果采用超吹和改变姿势等特殊演奏方法,6 孔陶笛还可以奏出更多的音。我们知道,指孔越多的陶笛越不容易制作,因而价格就越高。交叉指法的巧妙运用使 6 孔陶笛既达到了音域的最大化,又使制作成本降到最低。更重要的是,因为指孔相对较少,6 孔陶笛就可以根据需要制作成任何形状,例如五彩缤纷的树叶、贝壳、青蛙、热带鱼等,造型多种多样使得陶笛既是乐器,又是精美的工艺品。这类造型陶笛在串上挂绳后可当作项链一般在胸前贴身悬挂,既美观大方,又很方便随时拿起来演奏。所以 6 孔陶笛被称为年轻人的"贴身音乐宝贝",是一款非常适合初学者或中小学生使用的普及型乐器。

特殊指法系列的陶笛不太常见,其指法规律不按照上述两种原则设计。例如,中国台湾的"是诚陶笛"就生产过特殊指法系列的 12 孔陶笛,这种陶笛的有效音域(不用超吹)比顺指法的 12 孔陶笛多一个音。

二、按功用性分类

按照功用性来划分,陶笛可以简单地归为两类。第一类是造型陶笛,即可以设计成任何造型的陶笛。这类陶笛一般只有 6—9 个指孔,音域在 11 度左右。造型陶笛由于指法简单、造型别致,非常受学生的喜爱,也很适合初学者使用。

第二类陶笛是专业陶笛,通常有 10 个以上的指孔,音域在 14 度以上。专业陶笛的造型比较单一,基本上为"潜水艇"的造型。

三、按发音管和指孔数量分类

按照发音管和指孔数量来划分,陶笛可分为单管笛和复管笛,同时也以指孔(不包括出音孔)的数量多少来定位其规格。单管陶笛有 1 个吹管和 4—12 个指孔,通常分为 4 孔、6 孔、7 孔、8 孔、9 孔、10 孔和 12 孔陶笛等多种规格。这类陶笛的音域在 10—14 度左右,只能演奏单旋律。

复管陶笛是在单管笛的基础上增加了一个或多个附管的大型陶笛,它以附管数量多少来命名,分为"双管腔陶笛""三管腔陶笛"和"四管腔陶笛"。这种大型陶笛有 2 个或 3 个吹气孔和 17—32 个指孔。目前常见的复管陶笛有双管(17 孔)、三管(19 孔)和四管(23 孔)三种规格。这种陶笛的音域在两个八度以上,还能奏出和声效果,主要供专业演奏者使用。总之,从初学入门者到专业学习者都很容易找到适合自己的陶笛类型。当然,孔越多的陶笛越不容易制作,价格也就越高。

四、按调性分类

按照调性来划分,常见的陶笛有 C 调、G 调和 F 调三类,每一类又按照从小到大分为高音、中音或低音三种不同规格。例如,C 调的 12 孔陶笛有 1C、4C、7C 三种规格;G 调的有 2G 和 5G 的两种规格；F 调的有 3F 和 6F 两种规格。还有一种标记法就是以意大利文的高音（Soprano）、中音（Alto）和低音（Bass）的首字母加上这个陶笛的调性，例如 SC 表示 C 调的高音陶笛，AF 表示中音的 F 调陶笛，BC 表示 C 调的低音陶笛。

五、按乐器制作的材质分类

按照乐器制作的材质来划分，陶笛还可以分为陶笛（陶土烧制的）、瓷笛（瓷泥烧制的）、塑料陶笛、金属陶笛、木质陶笛以及复合材料笛等多种类型。一般来说，陶土烧制的陶笛手感较好，音色偏粗犷一些；瓷笛的音色透亮，富有穿透力；塑料陶笛的音质、物理稳定性和吸水性能稍差一些，但比较不怕摔；木质陶笛的音色在很大程度上与原材料和制作工艺（包括雕刻、打孔、粘合等）相关；金属陶笛的音色则类似长笛，偏冷一些。

第三节　陶笛的基本吹奏方法

相比其它吹管乐器（如竖笛、长笛、竹笛或古埙等）而言，陶笛是非常容易入门的乐器。只要能把指孔按紧、会用舌头吐音，每个人都能轻而易举地吹出音乐。但是陶笛也有区别于其它吹管乐器的演奏方法，若学习者在一开始就严格按照基本要求去练习，则对日后的进一步学习将起到事半功倍的效果。

一、基本乐理简明教程

1. 什么是音

作为一种物理现象,音是由于物体振动产生的。物体振动产生音波,并通过媒介物空气作用于人的听觉器官,听觉器官将所接受的信息传达给大脑,这就是人对音的感觉。

在自然界中,存在着许许多多各种各样的声音,我们人耳所能听到的大致在每秒振动 11～20000 次的范围之内,而在音乐中所使用的音一般只限于每秒振动 27～4100 次这个范围之内。

2. 音的性质

音有四种性质:即高低、长短、强弱和音色。

由于音的高低、长短、强弱不同,我们才得以区分各种不同的旋律;根据音色的不同,才得以区分小提琴、二胡、钢琴、陶笛等各种不同的乐器的声音。

3. 乐音与噪音

根据物体振动的规则与否,音又分为乐音和噪音。

振动规则且音的高低听起来非常明显的,叫作"乐音"。如定音鼓、小提琴、二胡、钢琴、陶笛、琵琶等乐器都可以发出乐音。

振动不规则且音的高低听起来不明显的,叫作"噪音"。如锣、钹、军鼓、木鱼等乐器所发的音,都属于噪音。

4. 音名

在乐音体系中，音名 CDEFGAB 所代表的音是固定不变的。唱名 do re mi fa sol la si 所代表的音则因唱名法的不同而异。

将基本音级加以升高或降低而得来的音叫"变化音级"。

将基本音级升高半音，叫"升音级"，如升 C、升 D、升 E、升 F、升 G、升 A、升 B 等。将基本音级降低半音，叫"降音级"，如降 C、降 D、降 E、降 F、降 G、降 A、降 B 等。将基本音级升高全音，叫"重升音级"，如重升 C、重升 D、重升 E、重升 F、重升 G、重升 A、重升 B 等，将基本音级降低全音，叫"重降音级"，如重降 C、重降 D、重降 E、重降 F、重降 G、重降 A、重降 B 等，

5. 音组

由于乐音体系中八十多个音仅用有限的几个音名，无法区分音名相同而音高不同的音。于是，又将音列分为若干组，这就是"音组"。

在乐音体系总音列中央的一组，叫做"小字一组"。它的标记是用小写字母，并在右上方加数字"1"来表示。如 c^1、d^1、e^1 等。

6. 标准音和中央 C

乐音体系中的各音级，其高度都有一定的标准。目前国际通用的标准高度（第一国际高度）是每秒振动 440 次的 a 音，即以小字组的 a 为"标准音"。位于乐音体系总音到中央的小字一组的 c^1 叫做"中央 C"。

二、12孔陶笛的演奏姿势

1. 平吹演奏姿势

这是陶笛最常用的演奏姿势。不论是坐着还是站着,吹奏陶笛时,胸要挺直,眼睛平视,吸气时不要耸肩或挺肚子。手持乐器时,乐器与身体的角度控制在90度以内。一般来说,手持潜艇型陶笛角度高一些,造型陶笛的角度可小一些。为了达到一个理想的吹奏角度,右手通常需要略抬高。

2. 俯吹演奏姿势

这是中音陶笛吹奏高音时用的特殊技巧。在使用出音孔下置的大陶笛时,有时需要用俯吹的办法,使出音口的气流减小,以改善音质,保证高音的饱满、圆润。这种奏法是在平吹的基础上,略将头低下,类似俯视地面,让左手也随之适当往里收,让陶笛的出音口靠近身体。这样下巴或领口在吹奏时可挡住一部分从出音口吹出来的气流,吹奏高音时就比较不会吹出沙音来。练习俯吹时要注意只低头、不弯腰,而且要确保所有应该开启的指孔没有被遮挡。掌握这种奏法必须经过长期的刻苦练习、仔细聆听和体会。建议初学者先练好平吹再练俯吹的姿势。

三、12孔陶笛的指法和按孔方法

1. 指法

12孔陶笛的指法是在"三点式固定法"(左右大拇指和左小指

按孔)的基础上,根据从右到左依次放孔的原则设计的,所以演奏原调会非常顺手。因为我们只有十个手指,所以两个较长的中指在需要时要往前伸,各多按住一个小孔。

演奏过程中要注意:第一是要严格按照指法,每个手指"各司其职",不能随意变换或"互相帮助";第二是要注意在吹奏高音(放孔较多)时,不要把每个手指都抬起来,而是要合理地将手指移至陶笛的两侧,确保固定住乐器,任何时候不能让其滑落或摇晃;第三是大拇指放孔时可以不抬指,而是往下或往两边滑动,以保证在开孔状态下拇指仍可托住笛身;第四是在吹奏的过程中要注意保证出音孔不被挂绳或手指等遮掩,以免影响乐器正常发声。

2. 按孔方法

初学者往往都会存在按孔不严密的问题。正确的按孔方法是要用指肚来按指孔(不要只用指尖),每个手指都要按严密、不能漏气,尽可能多一点肉来严密地堵住指孔。检查有没有按严密的办法是先用力按孔,再放开,伸手看看手指肚上是否有明显、完整的圆圈压痕。如果手指上的压痕很清晰并且是圆的,那就说明你刚才已经按得很紧了;反之,如果压痕不圆或不清晰,则说明刚才按指不严密。但是,压指测试不代表在实际演奏中要那么用力地按住指孔。相反地,我们要把十个手指练到非常灵活自如、游刃有余地来配合演奏。

为了能更好地感受到自己按孔是否严密和准确,建议学习者在刚开始练习按指时,尽量不要去看指孔,而是要完全靠指尖去摸出每个指孔的准确位置。多做一边唱一边按指的"空指练习"，等真正感觉到每个手指都正确地把指孔按严密了，才开始吹奏乐器。

四、固定乐器的方法

随时固定好乐器，不只是要防止它摔落，更主要的是为了在吹奏的过程中随时能准确地控制住陶笛，不会失去平衡，所以在吹奏之前一定要熟练掌握固定乐器的方法。简单地说，我们在吹奏时主要靠两个大拇指与其它手指配合来固定陶笛。

在按孔状态下，十指会自然地固定住陶笛。但是在放孔时，如果手指彻底离开陶笛，乐器就会立刻失去平衡。所以，大拇指在放孔状态下则需要向外或向两个泛音孔之间移动，以便继续托住乐器，而不能直接抬起来离开陶笛，并且其它手指放孔时也要尽可能顶住或护住乐器。例如，右手的上面四个手指（食指、中指、无名指、小指）放孔后，要同时立刻用食指根部和小指末梢勾住陶笛，使之与拇指形成一个"支架"把乐器托住。此外，在必要时还可以通过使用替代指法或按半孔的方法，以确保乐器在演奏过程中始终是被手指牢牢固定住的。

五、吹奏陶笛的呼吸方法

1. 口型

吹奏陶笛时虽然不必像吹奏古埙或长笛那样需要有严格的

口型才能吹响,但正确的口型是保证自如演奏的关键。反之,不正确的口型则可能引起吹奏时一系列的问题,如笛腔内水汽积压过多、音高偏差等。用以下三个步骤,我们就可以实现比较正确的吹奏口型:

(1)先闭嘴,呈微笑状,双唇略向外拉。

(2)不看手,凭感觉固定好陶笛,按紧每一个指孔。把吹嘴轻轻靠到上下唇之间,含住吹嘴3至5毫米。

(3)陶笛吹嘴不宜含得太深,更不能用牙齿咬住吹嘴。使用吹嘴口径较大的低音陶笛时,可以只用嘴唇轻轻顶住吹嘴,而不必含住吹嘴。

2. 呼吸方法

吸气:用"闻花香"的方法,用鼻子吸气,用比较快的速度把气直接吸到腹部,但不能耸肩。感觉腹部像吹气球似的在膨胀,但不能挺肚子。

呼气:用嘴尖轻轻地吐气,尽可能慢速、均匀、持续地送气,感觉腹部像一个大气球在慢慢地放气,持续的时间越长越好。

吐音:伸出左手,想象掌心有一支点燃的蜡烛,并把这根蜡烛托起放在嘴的正前方。以伸缩舌尖的方式配合发出"嘟"音,寻找吹蜡烛的感觉,即下一步吹奏吐音的感觉。

注意:不论是用多大的气息量,都不能鼓着腮帮吹奏乐器。

六、初学者应注意的问题

在刚学习 12 孔陶笛时,初学者往往因为不会控制气息量而把高音吹得偏低,或者由于指孔按压不严而把低音吹得偏高。所以建议初学者从高音 Do 入手,先学 1、7、6、5 四个音,再学习 4、3、2、1 四个音,把这一个八度的音阶里的各个音都搞清楚了,再学习高音的 2、3、4 和低音的 6、7。等所有自然音阶都找清楚了,再尝试轻吹、超吹和变化音的指法。千万不要一拿到乐器就急于去探索每个音的指法,而忽略了最重要的任务——寻找陶笛吹奏的感觉。

第四节 陶笛的使用常识

一、陶笛的保养

相比一般的弦乐器和管乐器,陶笛的物理稳定性能是比较好的,但是陶笛也有它的弱点——易碎。我们知道,破镜难重圆,陶笛一旦被破坏后也是很难修复原样的。由于陶笛的这个弱点,我们在使用中一定要切记"三防",即防震、防撞、防摔。

防震就是要避免陶笛在搬运时剧烈的震动。简单的办法就是,不用时要把它装在盒子或防护袋子里以免其他外力破坏。因为多一层防护就可以大大消除震动时对陶笛伤害。防撞就是要防止其它硬物对其产生撞击。特别是我们在使用陶笛或将其悬挂在胸前时，常常会不小心让陶笛撞到钥匙、钢笔、手表等同样随身携带的物品。这些硬物都有可能对陶笛造成严重的破坏。防摔主要指要提防乐器不小心摔到地上或桌椅上。最简单的防摔办法就是使用挂绳。陶笛拴上挂绳后能挂在脖子上，万一不小心没有握住时就可以避免乐器直接摔落。特别是对于大陶笛，由于它比较重，吹久了容易让人觉得手酸握不住，所以大陶笛最好也用挂绳拴好再使用。

有一点要特别注意的是，不要以为陶笛套和挂绳就能保护陶笛百分之百安全。装在套子里的陶笛若是摔落地上或受到撞击，同样也很可能会摔坏。除了质量极轻的迷你型陶笛以外，任何时候都不宜挂着陶笛做大动作或激烈运动，因为哪怕是一个下蹲动作也可能导致陶笛碰撞到其它硬物上。绑好的挂绳也不是永远不会松动或断裂，所以每次使用陶笛时都要先检查一下，发现挂绳有问题时要立刻更换，不要将就使用已经断裂的挂绳。

但是如果不小心把陶笛摔坏了该怎么办呢？只要不是摔成一堆碎片的话，坏陶笛还是有可能修复的。已经摔成两到三截的陶笛，可以在其每个裂口涂上 AB 胶或万能胶（注意不能涂太多），再小心地按照摔开来的缝对接回去，风干后再把接缝里溢出来的胶水刮干净就行了。如果觉得不够牢固，还可以再贴上一圈透明胶布。如果摔到某些小块的碎片都找不到了，还可以在缺口处用相同颜色的粘土或橡皮泥来修补回去。当然，无论我们修补得再好,摔坏的陶笛不论在音色和外观上都不可能像以前一样了,所以我们最好还是要小心保护陶笛,尽量避免意外事故。

二、陶笛使用小窍门

1. 如何拴好挂绳

挂绳是保护陶笛安全的"救命稻草"。所以在吹奏陶笛之前,一定要先把陶笛挂在脖子上,以防万一。但是如果挂绳没有绑好,则可能会影响吹奏,如挡住出音口、影响按指等。

那么,怎样才能把陶笛的挂绳拴好呢?第一步,在挂绳的头穿过陶笛的穿绳孔后,一定要用力扎紧,并多打几个结。第二步,把绳头多余的部分继续往挂绳的上方交叉打结,把每一个结头都拉紧,直到不能打结为止。第三步,把剩余的线头用火小心地烧齐,不要留任何线头在外面。这样拴挂绳的工作便是完成了。但是,平时使用中也要经常检查挂绳是否已松动,若松动了就要立刻拉紧后重新绑好。只有既"紧"又"稳"的挂绳才能真正保护好陶笛而不影响演奏。

2. 如何让陶笛更好吹

让陶笛吹起来更顺或更好吹有三个小窍门:第一,要把气孔通了再吹。最简单的做法就是找张名片,剪一小条下来,做成一个成比吹气口稍微窄一点的小纸片。然后用这个小纸片在吹气口上下捅一捅,确保吹奏时气流通畅。(注意切不可用硬物捅)第二,要捂热了再吹。特别是在气温较低的环境吹奏时,用手或身体把乐器捂热后再吹,声音会更佳。第三,要擦干净了再吹。要擦干净的不止是乐器,还有你的双手。因为不论是乐器或者手上不干净(如带有油渍或护肤霜等)都可能影响按指。

另外,陶笛在长时间吹奏后会在腔体内形成较多的水气。水汽累积多了会影响吹奏,甚至可能吹不出声音。这时,千万不要试图用敲、抖的办法倒出口水,以免敲坏乐器,只要把乐器的所有指孔都堵死(12 孔陶笛还要把小孔也堵住),再用力吹一下,这样大部分的水气就从哨口被逼出来了。擦拭陶笛时,最好能用一块吸水性较强的小毛巾或手帕,陶笛的吹嘴部分可用酒精棉或湿纸巾来擦拭,以保证乐器的清洁卫生。若使用完乐器后不擦拭或不清理口水,则可能使乐器以后闻起来有怪味,甚至还可能在乐器腔体内滋生病菌。

第五节　音乐心理疗法临床程序

第一,首先对个案做详细的咨询诊断。

咨询要点	说明
医疗史	个案的就医记录与目前的健康状态,曾接受过的治疗方式,目前仍持续的治疗方式
认知	包含理解、专注、注意广度、记忆、问题解决能力,这些能力影响个案对认知活动复杂性的接受力

续　表

咨询要点	说明
社会性	了解个案的自我表达与自我控制能力以及人际互动的质量,此能力影响催眠治疗师与个案能否建立良好的治疗关系
生理条件	了解个案的身体活动范围、粗细动作协调、力量、耐力等
职业/教育	了解个案的工作技能、就职前准备度
情绪	在不同情境下有适宜的情感表现和情绪反应
沟通能力	语言技巧的接收与表达,以及对非语言信息的处理能力
家庭状况	家属是个案最大的社会支持力量,同时也可能是问题发生的根源,梳理家庭成员间的关系,了解个案的各种需求
休闲技能	了解个案对娱乐需求与兴趣的觉知,以及个案所参与的有意义的休闲活动和掌握的社区资源相关知识

第二,诊断后按不同症状编班。

第三,主要治疗措施如下:

(1)感统训练——训练感觉统一、语言系统能力以及身体协调能力。

(2)声统训练——通过对发声的训练来调整大脑神经网络。

(3)拓展训练——通过户外交叉爬行等训练打通大脑胼胝体。

(4)音乐疗法——通过音乐调整情绪,提高认知,协调人际关系。

(5)社会实践——社会实践是患者走出家门,融入社会的重要步骤。

（6）陶笛疗愈——陶笛可以发出海豚音，通过吹奏陶笛，听海豚音来调整患者的情绪和心态。

（7）催眠治疗——在音乐声中帮助患者进入潜意识并调整大脑神经网络。

第四，不同的班有不同的音乐心理治疗组合并随时根据效果调整。

第六节　陶笛在音乐心理治疗中的作用

一、为什么吹奏陶笛是音乐心理治疗中的最佳方式

自闭症是人类精神医学史上的难解之谜，宛如包裹在不可知的重重迷雾之中，这是一个孤独而奇异的心理世界。华东师范大学心理学教授、上海博爱医院心理咨询中心主任徐光兴表示，海豚的音频的确会对自闭症患者起到一定疗效，但人们平时跟海豚亲密接触的机会并不多，他推荐一款最接近海豚音的乐器——陶笛。这种小乐器音色优美低沉婉转，而且简单易学，自闭症孩子的家长可以在家使用，运用在孩子的日常生活中。口琴、笛子、箫等乐器演奏也是不错的选择，都可以帮助自闭症孩子在生活中进行康复训练。

据儿童心理学家和音乐教育专家研究发现，对初接触音乐的孩子来讲，不宜学习指法难度过高，音律过于复杂的乐器，尤其是

对特殊儿童来说，更应以简单易学、快速入门、音乐调性与其心理年龄特征接近的乐器为佳。自闭症的主要特征就是自我为中心，社会性孤立，欠缺对他人的感情关心，语言发展异常或障碍，非语言交流存在缺陷，记忆能力较强。而海豚作为一种具有高等思维能力的动物，能和孩子进行心灵沟通。海豚发出能发出两千至十万赫兹的多种波长的超声波，研究表明像海豚音这种独特高频率声音能强力刺激患者神经，让患者有一种放松感，从而达到治疗效果。在对自闭症的治疗中，特定的声音有不错的效果，这也就是音乐疗法。但是我们很难能时时见到海豚，更不用说用来治疗了，这里就需要人类的乐器来代替它，那么陶笛是最好的选择。

陶笛这种乐器是没有音乐基础的学习者也可以在短时间学会，并吹出完整的乐曲来。这项可以推广的才艺活动，不但能发展孩子另一项才能，而且陶笛是除钢琴以外运用十指活动的乐器，既能提供他们正向的休闲活动又能帮助孩子实现精细动作的康复。

二、陶笛的艺术特性及功效

陶笛的艺术特性及功效具体来说包括：

（1）小巧玲珑：常见的陶笛大约一部手机大小，最小的陶笛可小到一个手指头那么大，并仍能吹奏出美妙的乐曲。陶笛精美小巧，无论居家或户外练习，还是外出演奏都十分方便，可谓便携式"音乐小精灵"。

（2）造型别致：陶笛改变了传统乐器固有的外表，可设计出多种形状，当今各种动物造型或卡通造型的陶笛就备受儿童喜爱。使用色釉和彩陶技术把各种花纹、图案烧制在乐器上的陶笛，典雅、时尚、有品位，各种款型多达上千种。既具有实用性，能吹奏出动人美妙的旋律，又可作为艺术品陈列，凸显主人的艺术品位。

（3）简单易学：陶笛是最容易上手的"平民乐器"，发声容易，指法简单。即便没有任何音乐基础也能在五分钟就入门，掌握基本指法并吹奏出旋律。

（4）音色优美：陶笛调式丰富，音色优美纯正，没有泛音，音域宽广。高音如笛、中音如萧、低音如埙，可以独奏、重奏、合奏，可表达中华古韵，也能演绎异域风情，深受各层次人们的喜爱。

（5）物美价廉：演奏型陶笛也只不过 200 到 400 元，可以让每个喜欢的人轻松拥有。结构简单，长期使用也无需更换配件，越吹越好听。

（6）时尚流行：陶笛的多方面优势决定了它在世界各地越来越流行的发展趋势。教学实践证明，下至四五岁孩童，上至古稀老人，陶笛可谓人见人爱，是件"学就会，吹就通"的音乐小宝贝。

（7）益智健体：陶笛用气吹奏可提升肺活量，预防雾霾、二手烟对肺的伤害，防止慢阻肺的发展。陶笛吹奏靠手指变换发出不同音符，因而吹陶笛可以益智健脑。老年人吹奏陶笛可以延缓老年痴呆，并有强心功效；青少年吹奏陶笛则可以开发右脑，增强注意力和记忆力。

（8）陶冶情操：陶笛音色独特，吹陶笛可以调节、舒缓浮躁心绪，陶冶情操，提升文明素养。医学表明，70%的病都由不良情绪引发，学吹陶笛可以在天籁之音中心安、心宁、心静，可以让有心理障碍的人在演奏中得到心理调适和身心康复。社会融合是音乐治疗的终极目标，音乐能发展社会交往能力、培养集体合作意识。丰富多彩的音乐活动大多以游戏的方式进行，安全、轻松的学习环境，能让自闭症儿童学会与他人和谐相处，体验到社会交往中必须具备的规则意识与秩序感，学会自我表达及接受他人的表达等，使他们逐渐形成和发展社会交往能力。大量的中外自闭症儿童音乐治疗案例显示，听赏音乐可以引发自闭症儿童与他人建立关系的欲望。

海豚音能疗愈自闭症等心理疾病，因为海豚音可通过耳道进入大脑皮层，从而调节修复大脑神经网络，最终渐渐地恢复正常状态。在众多乐器中，能发出持续高频音的只有陶笛，而陶笛艺术家林烨老师研发的仿声小陶笛最高频率可以达到8000赫兹，为非药物疗愈心理疾病开创了先河。奇妙的是，低音陶笛如埙，哀婉低沉，让听者如流水外溢慢慢平息了内心的不快；中音陶笛如萧，让听者如泣如诉，如大哭一场的酣畅淋漓；高音陶笛如笛，让听者跟着天籁之音，仿佛在瑶池漫步。

吹陶笛可以增加肺活量，用十个手指操作可以健脑。陶笛的声音和旋律让人心旷神怡，可以调整情绪。陶笛用陶土制作，常含口中可以益脾。总之，学吹陶笛有百利而无一害，陶笛对孩子们开发右脑、身心健康有很大的好处。同时对于老人们的老年病防治都有促进效果。

音乐治疗在西方国家其实只有 4 个部分组成,也就是钢琴、唱歌、小提琴、非洲鼓。按照我们中国的《黄帝内经》,五脏对五行,其中就缺一个土对应的乐器。陶笛是源于中国却又在世界各地普遍开花结果的吹管乐器。陶笛既富有中华民族特色,又融合了世界各民族人民的智慧;既适合"下里巴人"闲耍,又可以登"阳春白雪"大雅之堂。这种乐器不仅简单易学、携带方便,更以其动听悦耳的音色、丰富的表现力、小巧精美的造型和富于个性化的设计赢得了男女老少的广泛喜爱。陶笛是目前全世界流行的音乐治疗心理疾病中最佳的一个补充。

三、陶笛的重奏和合奏

陶笛不仅可以独奏,而且可以重奏和合奏。重奏和合奏的形式将是大势所趋!

(1)陶笛重奏与合奏的形式使音乐更有张力,表现力更强,还可以让更多的孩子有展示自我、表现自我的机会,体会音乐带来的更多快乐。

(2)通过集体重奏与合奏练习,能增强孩子们的团队精神和正能量。

(3)激发孩子们练习陶笛的兴趣,在你追我赶的良好氛围中不断取得进步,获得学习的热情。

（4）重奏与合奏时难度相对降低，而更加注重多个声部间的配合，重视对和声的理解及色彩的诠释，同时也培养了孩子们的沟通能力，提高了相互理解、相互协作、共同进步的精神！

（5）通过学习吹奏陶笛，孩子们不仅在乐曲中稳定情绪，得到心灵的释放，而且能缓解心理的压力、焦虑、自卑、甚至自闭，重获心身健康。

第七节　陶笛是唯一可以发出海豚音的乐器

一、乐器的音频

钢琴中的最高音可以达到 4000 赫兹，但这并不能算海豚音，因为钢琴并不能持续地发出 4000 赫兹左右的声音，而陶笛则可以发出 2000 赫兹到 8000 赫兹的声音。

二、陶笛没有泛音

陶笛不同于其他乐器，陶笛是没有泛音的，它可以发出长而稳定的声音，声音纯粹干净并且发出的频率也足够高。

三、陶笛可以手持

陶笛的体积不大，可以手持演奏，小巧便于携带。

四、陶笛可以吹奏乐曲

陶笛可以吹奏出优美的乐曲,而这些优美的可以感染到患者,从而影响到患者的情绪。

以上是我们在党和国家健康中国战略的思想指导下,认识到全面推进心理健康对健康中国建设的重大意义,并在这样的大好形势下对于非药物预防和治疗心理疾病的创造性探索。实践证明,能够发出海豚音的陶笛对于疗愈自闭症有突出效果,将陶笛作为主乐器进行音乐心理治疗具有里程碑式的创新意义。

结　语

　　根据全书内容,我们可以认识到音乐(陶笛)疗愈对于包括自闭症在内的精神疾病具有重要的作用。现在世界各国都没有能够帮助治疗自闭症的特效药,最有效的方法就是康复训练,即教育指导干预。自闭症儿童拥有近乎宇宙型的音乐能力,他们对于音乐有特别的反应和爱好,因此音乐疗法在自闭症疗愈中具有较好的效果。而自闭症患者的听觉系统异常导致他们大脑皮层对于感知和接收声音的特殊区域与正常人不同。我们进一步发现海豚发出的声波频率能激活人脑中处于"休眠状态"的神经元细胞,此时自闭症患者的大脑皮层该区域的活跃情况强于听到其他声音,由此我们得出海豚发出的超声波对于疗愈自闭症有积极的作用。综合考虑到实际情况,利用海豚作为疗愈工具并不现实,周舒兴教授通过发现比较各种类别的乐器,大胆尝试用陶笛来对心理疾病的患者进行康复训练,并起到了十分显著的作用,最后选择陶笛作为自闭症的非药物疗愈工具。

　　在《黄帝内经》中,五脏与五音、五行皆有对应,陶笛由土制成,因此对应五脏中的"脾",脾主思,思是思考、思虑之义。思之志为脾气所生,是脾的生理功能活动,思包括两个范畴,一是认知范畴,二是情感范畴,因而脾脏虚弱会导致健忘、注意力不集中、思维不敏捷、智力下降以及情绪低落。在这种情况下,陶笛具有得天独厚的优势,它在刺激患者大脑皮层的同时,也能调节脾脏功能,从而达到事半功倍的效果。

近几年,依托我们的研究以及理论基础,我们进行了一系列的学习和尝试,不断地改进和完善音乐(陶笛)心理疗愈的内容。我们为退休党员成立了红色心灵陶笛艺术团,证明了陶笛是简单易上手的乐器,艺术团的成立以及演出同时也极大地改善了各位成员的情绪状态,丰富了退休以后的生活。而后我们接收了一些自闭症、精神分裂症等精神疾病的患者,对他们进行了一系列系统的疗愈。主要分为以下几个步骤:

(1)进行感觉统合训练来增强中枢神经系统对于运动的协调能力。

(2)进行声音统合训练来调整个体声音统合与宇宙声音协调一致。

(3)进行唱歌教学来发展患者的表达语言、接受语言和接受指导的能力。

(4)进行歌伴舞教学来帮助患者用语言、动作表达内在情感。

(5)进行陶笛训练来刺激听觉系统并激活大脑神经达到疗愈自闭症的效果。

并非所有陶笛都有疗愈自闭症的功能。我们对将近五十个陶笛进行了音频的测试,发现并不是所有的陶笛都能发出海豚音，只有吹出超过 2000 赫兹的陶笛可以发出海豚音，于是我找到了能够发出海豚音的陶笛，并且在陶笛艺术家林烨老师的帮助下，研制了能发出 8000 赫兹的小陶笛用于疗愈自闭症。而对于精神分裂的患者，我们用音乐（陶笛）疗愈作为辅助治疗手段配合心理疗愈，在此过程中极大地改善了患者的情绪，也确保了心理疗愈过程的顺利进行。

　　在坚持使用陶笛作为非药物疗愈手段的同时，我把陶笛、钢琴、非洲鼓、古筝或二胡等这些包含了"金木水火土"元素的乐器，用于对自闭症患者的综合治疗，并建立一个名为"音乐（陶笛）疗愈自闭症社区"的项目用于治疗自闭症，期望能够建成一个集住宿、训练、培训、室内活动、室外活动于一体的社区。我希望能帮助更多包括自闭症在内的精神疾病患者，为建设健康中国出一份力，为十四亿中国人都心理健康贡献自己的力量！

附录：临床案例两则

案例 1

阿键是一名特殊教育学校的学生。2 岁时，他被诊断出患有中度自闭。随后，家人带着他做了一年多的康复治疗，直到 4 岁他才开口说话，能简单地说 1—20 的数字，还会叫爸爸妈妈。在阿键妈妈的记忆中，儿子的记忆力非常好，对音乐和数字十分敏感。4 年级后，阿键的语文和数学成绩直线下滑，每次考试不到 20 分。"我不喜欢，但英语最好。"阿键慢慢地吐出这几个字。和很多自闭症孩子一样，他不擅长表达，至今仍不能完整地说出一句话。阿键妈妈补充说，四年级后学习难度加大，他不会写作文，运算能力也很差。因此，小学毕业时，他们便将他送到特殊教育学校。

入学不久，副班主任老师就发现他与众不同。"每次上音乐课，他都会跟着节奏点头或摇摆身体。多听几次，他就能准确地在桌子上敲出节奏。"经过一段时间的观察，老师决定教他陶笛，"相比于其他乐器，我更擅长陶笛。"于是，从乐理知识开始，老师一步步带着阿键迈进音乐的世界。

学习过程中，阿键的表现让老师意外又开心。"他只用一个下午就学会入门曲《小星星》，两个月不到就学会《龙的传人》。"老师说，"阿键的学习能力和记忆力很强，一个曲子听 10 遍左右就能记下谱子。这一点我都很难做到。"老师称，虽然没有考级，但阿键目前已经能吹奏九级的曲子，这是该项目的最高级别。给他 7 种不同型号的陶笛，他都能按要求吹出曲目，一边吹，还一边摆动着身体。最让老师骄傲的是，他能表演出泛音，在用口吹笛子的同时，喉咙还能同步哼出曲子。"这个最考人的协调能力，要控制好气息，普通人要练四五年才能做到。"

练习陶笛一年后，他开始上台比赛，并多次获奖。2016 年 6 月，他参加了"全国小金钟形象大使选拔赛"佛山赛区海选。当他吹完一曲，评委当即宣布他正式晋级。"他是唯一不用等到最后的参赛者。评委说，那是现场唯一打动他们的音乐。"2016 年 8 月，"全国陶笛之星"总决赛在北京科技大学会议中心举行。阿键与全国 450 名参赛选手同场竞技。凭借精湛的技艺，他斩获少年 B 组独奏金奖，这是该项目唯一的金奖。

2019 年阿键凭借自己的努力以及对陶笛的兴趣与热爱，考取了陶笛专业十级。2020 年在特校毕业后，阿键考取了社会艺术教师资格证，而后又在社会的支持帮助和爱心人士的资助下，成立了星乐陶笛工作室，成为一名残疾人艺术团专职陶笛教师。目前，阿键上午在一家酒楼做服务员，下午在工作室和特校教陶笛，收入基本能解决自己的日常生活。

阿键现在的生活离不开陶笛的陪伴，也是因为学习了陶笛，才让阿键发掘了自己的天赋和才能,拥有了不同于其他自闭症患者的一技之长。由此可见,音乐(陶笛)疗愈是有效果的。

案例 2

2015 年,经山东威海的精神卫生中心心理保健中心的一个小丁医生推荐,有一个病人在他们这儿真的治了很久但是一直没有起色,询问我可不可以用催眠暗示帮帮他?他的爸爸带着他来的,这是一个身高大概 1.8 米的帅哥,叫明明。他爸爸跟我讲了明明的情况,他当时是高中一年级,被医生诊断为自闭症。我说我没有做过自闭症的案例,我也不知道能不能帮这个忙,但是如果你也愿意的话,我也愿意试一下。他爸爸说他们实在是没有招了,医院也都没有办法了,他说我愿意。结果他的爸爸做了一个特别让我感动的举动,他们家做了一个重大的决定:就是他妈妈在一个韩企做财务,好好地工作挣钱,他爸爸辞职,一边炒股一边陪伴着他到南京来治疗。这让我非常感动,明明有这样一个负责任并且愿意牺牲的父亲。

明明刚开始来了之后,我们一时对于治疗自闭症没有可行的方案,也尚未研发出可以发出海豚音的陶笛,但是我知道音乐治疗尤其是陶笛对于自闭症的治疗是有作用的。因为他爸爸不想让他缺课,所以对于明明的治疗是在寒暑假以及五一、十一这些假期进行的。第一个疗程是暑假,他们在南京住下来,我就每天帮他治疗,连着做了 20 天。首先是做催眠暗示,慢慢地让他接受自己，让他打开潜意识，同时结合学吹陶笛。第一个疗程做完以后，他竟然能够在渐进式放松导入的时候安静地睡着了，当然我们在这里说的"睡"是在暗示的情况下，他的催眠暗示深度能够达到大概 4 级到 5 级，这让我们非常地高兴。而后所有的假期他都到南京来治疗，我就用催眠暗示加教他吹陶笛进行对他的康复治疗。

在治疗的过程中，我发现明明的自闭症不是先天基因的问题，而是因为他生下来以后，爸爸妈妈要上班，家里没有老人，因此没有人照顾他。他的爸爸妈妈把他一个人锁在家里，每一个小时请隔壁的奶奶来给他喂点水，上个厕所，他没有任何人可以交流，所以这个孩子的情况实际上严格来讲应该是叫孤独症。探究出他的病因并且结合他的病症，我开始了有针对性的催眠暗示。其中有两个催眠暗示让我至今记忆尤深，一个就是催眠导入进去以后，他在冰天雪地里，雪一直盖到胸口，他一步也走不动，四处都是冰冷的，所以难怪他非常冷漠并且感受不到温暖，谁都不爱，对爸爸妈妈也是一样。即使他的爸爸妈妈对他那么好，他也丝毫没有爱的感觉。这个过程让我知道了自闭症的症状是如此的恐怖。另一个是催眠导入以后，我暗示他进入地宫，他竟然是被铁链子锁在椅子上，并且头上悬着一把剑，这种场景是由于他潜意识里存在恐惧，因此我就知道了他是处于一种无助和担忧自己随时都有生命危险的状态。也正是因为这两个在潜意识里的表现，让我对他充满了同情和爱，我下决心一定要救他。

就这样治疗了大概一年，明明主动和我说，他住在这里，还有一些空余时间，可不可以学钢琴？大家知道，钢琴在西方的音乐治疗中是主要的治疗手段，我说可以。在我们的音乐治疗中，我们选择的是钢琴、唱歌、古筝、非洲鼓还有陶笛。从此以后他每次的治疗就是钢琴、陶笛加上催眠暗示。

2017年当中出了一件事，当时山东大学有一个学生因为抑郁症跳楼自杀，于是明明所在高中要求宿舍的人举报本宿舍有没有精神不正常的，结果他们宿舍的人就举报了他。校长就把他爸爸找去，要求明明主动退学以免对学校产生不好的影响。他爸爸非常着急并求助了我，我告诉明明爸爸，你让校长签字，如果说明明因为退学引起的任何后果由校长负责，如果明明在学校有什么不对，父母来负责。他爸听完以后找了校长，结果校长就妥协了，同意让明明读完高中。

在明明高中结束的时候，他的自闭症治好了，具体表现为生活能自理，也懂得心疼爸爸妈妈，顺利完成学业，并且考上了韩国的一所大学，现在也已经大学毕业。

这就是非常典型的用陶笛结合催眠暗示治疗成功治愈自闭症的一个案例。